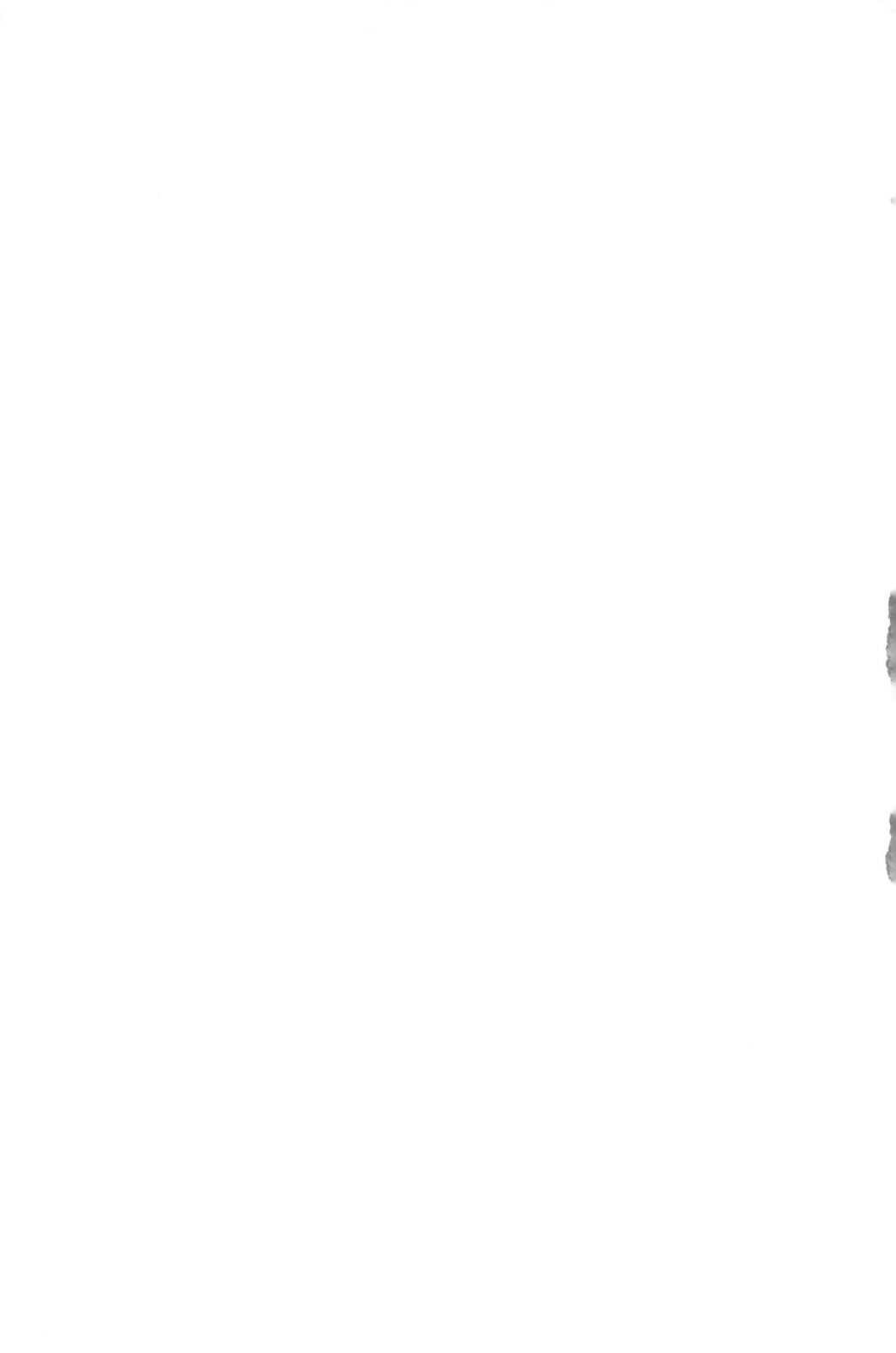

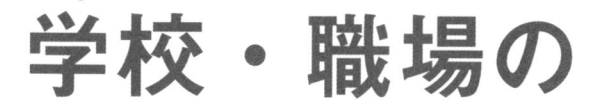

# 学校・職場の
# メンタルヘルスの
# 実践と応用

ストレス関連健康障害への対処

監修 筒井 末春
東邦大学名誉教授・
人間総合科学大学名誉教授

著 牧野 真理子
牧野クリニック

株式会社 新興医学出版社

# Practice and Application on Mental Health Issues for Schools and Workplaces

―How to manage stress-related disorders―

supervised by
Sueharu Tsutsui
written by
Mariko Makino

© First edition, 2013 published by
**SHINKOH IGAKU SHUPPAN CO. LTD., TOKYO.**
Printed & bound in Japan

# 監修にあたって

　学校や職場でのメンタルヘルスに関する関心が高まるなかで，最近では子どものいじめや自殺の問題がクローズアップされている．

　一方，職場においてもうつ病の増加と相まって，過労死や自殺者の労災認定も増加する傾向にあり，いかにこれらの課題に対処するかについても，多くの議論がなされているといえよう．

　大学附属病院の心療内科の現場で心身医学を早くから学び，摂食障害をはじめとするストレス関連健康障害を長年にわたり診療する女性医師の立場から，今回牧野医師が「学校・職場のメンタルヘルスの実践と応用—ストレス関連健康障害への対処—」と題する医学書を出版するに至った．

　牧野医師は企業のメンタルヘルスに関する健康管理に携わる一方で，クリニックにおいて摂食障害症例に対しても，長期間にわたり熱心にとり組んでいるベテランである．

　本書ではわが国におけるメンタルヘルスに関する，学校ならびに職場における業務上の必要な情報はもとより，医療のなかで行われる治療関係にもフォーカスを当て，数多くの症例（摂食障害，身体表現性障害，強迫性障害，アスペルガー症候群，リストカット，うつ病，双極性障害Ⅱ型，現代型うつ病）を提示し，心の病へのアプローチを通じて回復への道程をていねいに記述し，解説も加えている．

　この機会に学校医，産業医はもちろんのこと，スクールカウンセラー，養護教諭，保健師，看護師，ケースワーカーをはじめ，メンタルヘルスにかかわる心の病と接する機会のある医療従事者や企業の健康管理者，衛生管理者はもとより，これら病める人々をサポートする側に立つ方々にも，本書が少しでも役に立つことを願って止まない．

2013年10月

東邦大学名誉教授
人間総合科学大学名誉教授
筒井　末春

# CONTENTS

**学校・職場の メンタルヘルスの実践と応用**
——ストレス関連健康障害への対処

## I 学校のメンタルヘルス

### ❶ 学校メンタルヘルスの現状とストレス関連健康障害 …2

1. 近年の傾向と統計 …2
   - ❶ うつ病と概念の変遷（大人のうつと子どものうつ） …2
   - ❷ 不登校 …3
   - ❸ 自殺 …4
2. ストレス関連健康障害 …6
   - ❶ 子どものうつ病 …6
     - a. 小学生のうつ病 …6
     - b. 中学生のうつ病 …6
   - ❷ 摂食障害 …6
     - a. 若年発症の特徴 …6
     - b. 治療 …7
   - ❸ 身体表現性障害 …7
     - a. 身体化障害 …7
     - b. 転換性障害 …8
   - ❹ 不安障害 …8
     - a. 社交不安障害 …9
     - b. パニック障害 …10
     - c. 心的外傷後ストレス障害 …12
     - d. 強迫性障害 …14
   - ❺ 発達障害 …16
     - a. ADHD …17
     - b. 自閉症スペクトラム障害 …18
     - c. アスペルガー症候群 …19
   - ❻ 統合失調症 …21
   - ❼ 問題行動 …23
     - a. リストカット …23
     - b. いじめ …23
     - c. ネット依存 …24
     - d. 薬物依存（主として脱法ハーブ） …25

### ❷ メンタルヘルスの問題を抱える児童・生徒の環境要因 …27

1. 家庭の問題 …27
2. 対人関係やそのトラブル …27
3. 挫折体験 …27
4. 学業不振・学習意欲の低下 …28
5. ネットやゲーム …28
6. 学校との相性 …28

### ❸ メンタルヘルスを担うスタッフとその役割 …29

1. 校長・教頭 …29
2. 学級担任 …29
3. 養護教諭 …30
4. スクールカウンセラー …31
5. スクールソーシャルワーカー …31
   - ❶ SSWr 活用事業の趣旨 …32
   - ❷ SSWr の主な職務内容 …32
   - ❸ SSWr となる人材 …33
6. 校医 …33
7. 教育委員会 …33
8. 地域資源 …34
9. 心の健康問題の組織的な対応の進め方 …35

## ④ 学校メンタルヘルスにおける薬物療法・心理療法の役割 ... **36**
1. 薬物療法 ... *36*
2. 心理療法 ... *37*

## ⑤ 症例とその対応 ... **39**
1. 摂食障害
   （神経性無食欲症：制限型） ... *39*
   ❶ 起始および経過 ... *39*
   ❷ 摂食障害　若い患者の特徴 ... *42*
   ❸ 神経性無食欲症（制限型）治療や予後 ... *43*
2. 身体表現性障害（身体化障害） ... *44*
   ❶ 起始および経過 ... *44*
   ❷ 解説と対応 ... *46*
3. 身体表現性障害（転換性障害） ... *46*
   ❶ 起始および経過 ... *47*
   ❷ 解説と対応 ... *49*
4. 強迫性障害 ... *49*
   ❶ 起始および経過 ... *49*
   ❷ 解説と対応 ... *51*
5. アスペルガー症候群 ... *52*
   ❶ 起始および経過 ... *52*
   ❷ 解説と対応 ... *53*
6. リストカット ... *54*
   ❶ 起始および経過 ... *54*
   ❷ なぜリストカットがとまらないのか ... *56*
   ❸ リストカットへの対応 ... *56*
      a. 毎日の記録をつける（リストカット日記） ... *56*
      b. 回数を減らすことを目標にする ... *57*
      c. リストカットの相談は友人にはしない ... *57*
      d. 相談は信頼できる大人にする ... *57*

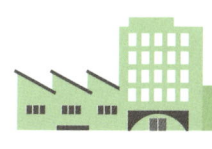

# Ⅱ　職場のメンタルヘルス

## ① 職場のメンタルヘルスの現状 ... **60**
1. 労働環境の変化 ... *60*
   ❶ 雇用システムの変化 ... *60*
   ❷ 人事評価システムの変化 ... *60*
   ❸ 組織形態の変化 ... *60*
   ❹ 労働時間制度の変化 ... *60*
   ❺ 仕事内容の変化 ... *61*
   ❻ 勤務形態（場所）の変化 ... *61*
   ❼ 仕事仲間の変化 ... *61*
   ❽ 対人関係の希薄化 ... *61*
   ❾ 求められる能力の変化 ... *61*
2. メンタルヘルスに関連する法律など ... **62**
   ❶ 労働基準法 ... *62*
   ❷ 労働者災害補償保険法 ... *62*
   ❸ 労働安全衛生法およびその関連提言など ... *63*
   ❹ 2000年以降のメンタルヘルス活動 ... *63*

❺ 健康日本 21 に関する実態と
　　課題 ……………………………… 69
3. 心の病の現状と事業所の
　　取り組み ………………………… 72
4. 心の病の労災認定 ……………… 73
5. 社内スタッフの役割と連携 …… 76
　❶ 産業医 …………………………… 76
　❷ 産業看護職（保健師や看護師）… 77
　❸ 心理相談職（カウンセラー）… 78
　❹ 外部機関（EAP）……………… 79

## ❷ 職場のメンタルヘルスに関連する障害 … 81

1. うつ関連障害 …………………… 81
　❶ うつ病（メランコリー親和型：
　　従来型）………………………… 81
　❷ 現代型うつ病 …………………… 85
　❸ 双極性障害 ……………………… 86
　❹ うつ状態 ………………………… 91
2. パニック障害 …………………… 91
3. 適応障害 ………………………… 92
4. 摂食障害 ………………………… 93
　❶ 行動面の異常 …………………… 94
　　a. 多彩な食行動異常 …………… 94
　　b. 完璧主義，万引き，
　　　　自傷行為など ………………… 94
　❷ 心理面の異常
　　（ボディイメージの障害）……… 95
　　a. やせ願望・肥満恐怖 ………… 95
　　b. 体重に敏感 …………………… 95
　　c. 病識がない …………………… 95
　　d. 抑うつ ………………………… 95
　　e. 不安 …………………………… 95
　　f. 強迫症状 ……………………… 95
　　g. 低い自己評価 ………………… 95

　❸ 身体面の異常 …………………… 97
　　a. 理学所見 ……………………… 97
　　b. 検査所見 ……………………… 97
5. 社交不安障害 …………………… 99
6. 更年期障害 ……………………… 100
7. 発達障害 ………………………… 101
　❶ ADHD ………………………… 102
　❷ 自閉症スペクトラム障害 ……… 102

## ❸ ライフサイクルとメンタルヘルス … 105

1. 青年期 …………………………… 105
　❶ 青年期における
　　主なライフイベント …………… 105
　　a. 青年期の職業選択 …………… 105
　　b. 結婚 …………………………… 106
　❷ 青年期のメンタルヘルス問題の
　　特徴 ……………………………… 107
2. 中年期（成人期，壮年期）…… 107
　❶ 中年期のライフイベント ……… 108
　　a. 身体的変化の時期 …………… 108
　　b. 職場での変化 ………………… 108
　　c. 夫婦関係の変化 ……………… 109
　❷ 中年期のメンタルヘルス問題の
　　特徴 ……………………………… 109
3. 老年期（主として初老期まで）… 110
　❶ 初老期のライフイベント ……… 110
　　a. 子どもの結婚，孫の誕生，
　　　　近親者の死など ……………… 110
　❷ 初老期に好発する
　　メンタルヘルス関連疾患 ……… 110
　　a. 初老期うつ病 ………………… 110
　　b. 初老期認知症 ………………… 111
　❸ 初老期のメンタルヘルス問題の
　　特徴 ……………………………… 111

## ❹ 職務・勤務形態からみた産業ストレス ……… 112
1. 交代勤務者 ……… 112
2. 単身赴任者 ……… 113
3. 海外勤務者 ……… 113
4. 派遣社員 ……… 114

## ❺ 職場の健康管理の進め方 ……… 116
1. 職場管理のポイント ……… 116
2. 就業制限や休職の判定 ……… 116
3. 休職中の職員への対応 ……… 117
4. リワーク(Return to work) ……… 118
   ❶リワークプログラムの概要 ……… 118
   　a. スタッフ ……… 118
   　b. 規模 ……… 119
   　c. 経済的側面 ……… 119
   ❷リワークプログラムの具体例 ……… 119
   　a. 心理教育プログラム ……… 119
   　b. テーマトーク ……… 119
   　c. オフィスワーク ……… 119
   　d. 集団認知行動療法 ……… 119
   　e. コミュニケーションプログラム ……… 120
   　f. 個人カウンセリング ……… 120
5. リハビリ勤務 ……… 120
6. 復職判定 ……… 122
7. 復職後の管理と再発予防 ……… 122
8. 職場再適応への支援 ……… 123

## ❻ 主治医と産業医との連携に際して ……… 124
1. 主治医(メンタルヘルス専門医)と産業医の判断ギャップを解消するために ……… 124
2. 復職までの休職者とのコンタクト(産業医と主治医の立場から) ……… 125
3. 職場復帰可の最終判定は誰がするのか？ ……… 125

## ❼ 症例とその対応 ……… 127
1. うつ病 ……… 127
   ❶起始および経過 ……… 127
   ❷産業医の対応 ……… 128
   ❸産業医と主治医の連携 ……… 129
   ❹その後の経過 ……… 129
   ❺主治医と産業医，保健師から本人へのアドバイス ……… 129
   ❻コメント ……… 130
2. 双極性障害　Ⅱ型 ……… 131
   ❶起始および経過 ……… 131
   ❷産業医と主治医の連携，上司の役割 ……… 132
   ❸コメント ……… 132
3. うつ病(女性の場合) ……… 134
   ❶起始および経過 ……… 134
   ❷働く女性のストレスとうつ ……… 135
   ❸産業医から夫への働きかけ ……… 136
   ❹育児休暇制度　出産後の時短勤務など ……… 136
   ❺上司の役割　育児中の部下に対して ……… 137
4. 現代型うつ病 ……… 137
   ❶起始および経過 ……… 137
   ❷現代型うつ病 ……… 139

■おわりに ……… 141
■文　献 ……… 142
■索　引 ……… 145

# I
# 学校のメンタルヘルス

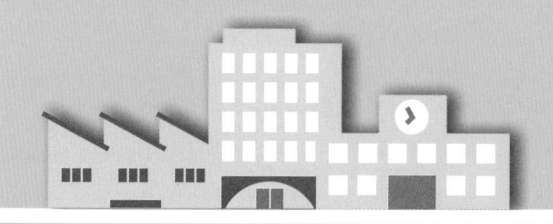

# 1 学校メンタルヘルスの現状とストレス関連健康障害

## 1. 近年の傾向と統計

### ❶ うつ病と概念の変遷（大人のうつと子どものうつ）

　うつ病は，1980年 APA：American Psychiatric Association（アメリカ精神医学会）が新しい診断基準を示した以前は，伝統的に，内因性うつ病と心因性うつ病＆神経症性うつ病に分けて考えられてきた。内因性うつ病は，遺伝的素因が関係するうつ病へのなりやすさと後天的な環境要因が関係しているとされ，心因性＆神経症性うつ病は対人関係や環境要因，性格要因と密接に関連して発症すると考えられていた。内因性うつ病は，薬物の効果が得られやすく，重症となっても回復しやすい。一方，心因性＆神経症性うつ病は，うつのレベルとしては，重症ではないが，もともとの素因や対人関係スキルなどと密接であるため，薬物の効果が得られにくく長期に症状が持続するとされた。

　しかし，1980年以降，APAの大うつ病性障害の新しい診断基準が使われるようになった。これは，「その人自身の自覚症状や他者の観察によって示されるほとんど一日中，ほとんど毎日の抑うつ気分」や「ほとんど一日中，ほとんど毎日のすべての活動における興味，喜びのいちじるしい減退」を中心とする精神症状が2週間以上持続すればうつ病と診断できるというものである。

　この診断基準ができてから，いわゆる「落ち込み」や「うつっぽい」でも2週間以上持続すればうつ病と診断される可能性が高くなったといえよう。つまり軽症のうつ状態もうつ病となり，うつ病圏の患者数は結果的に増加したともいえる。厚生労働省は患者調査に基づき3年ごとに統計をとっている。具体的には1996年「気分障害」（うつ病圏）の患者数は約43万人，1999年には約44万人であったが，2002年では約71万人，2008年では約104万人となった。約11年で2.4倍の増加である。この調査に

よると生涯有病率（一生のうちに罹患する割合）は日本では男女で約3%である。

男性約2%，女性約4%で女性は男性の2倍の生涯有病率である。

この増加の背景には，新規抗うつ薬の開発とその啓蒙運動，精神科，心療内科クリニックの増加により受診の抵抗感が軽減したことも関連はあると考えられるが，もちろん，うつ病の増加には，バブル崩壊後の文化，社会，経済的背景も無視できない。

子どものうつ病の疫学的研究は少ないが，1970年代には子どもにも明らかなうつ病があるという研究がある[1,2]。

傳田によるわが国の疫学的研究によれば，小学生の1.0%，中学生の4.1%はうつ病であるとの報告がある[3]。成人のうつ病の有病率と比較しても少なくない割合であり，うつ病に苦しんでいる子どもが存在し，医学的な対応が必要であると示唆するものである。ただし，成人のうつ病の診断基準が変遷したことにより子どものうつ病も概念が広くなったことは否定できない。

## ❷ 不登校

不登校者が何らかのメンタルヘルスの問題を抱えている可能性は高い。

文部科学省による不登校とは，何らかの心理的，情緒的，身体的，あるいは社会的な要因により，児童，生徒が登校しない，あるいはしたくてもできずに長期（30日以上）に学校へ行かない状態を指す用語である。

2010（平成22）年度の文部科学省の統計によれば，小中学校での不登校者は約11万2,000人（前年は12万2,000人），高校生では約5万3,000人（前年5万2,000人）である。不登校者は1991年から2001年まで増加し続け以後は2.5〜3.0%の間を推移している。2010（平成22）年度では，不登校者は小学生では311人に1人，中学生では37人に1人，高校生では60人に1人となる。小学生では学年が上がるごとに不登校者の割合は増え，1年では不登校児童は4.79%，5年25.7%，6年33.1%である。中学，高校では学年による不登校の割合差はほとんどみられない。小学校高学年は思春期の開始の年代であり，第二次性徴もあり，心も体も不安定な時期であり，この時期に不登校者が増加していることがわかる。

教師の視点からみた児童，生徒の安定度合を1から5レベルで不登校を

表1　心的安定レベル

| 心的安定レベル | 状態 |
| --- | --- |
| 1. 日常的恐怖レベル | 睡眠も食事も安定しない。人ごみや電車も苦痛。登校は無理で生きていくことが当面の課題。 |
| 2. 日常的不安レベル | 教師や同級生に不安を抱き登校できないことも多い。 |
| 3. 日常的緊張レベル | 登校できているが，緊張による疲れでしばしば悪化する。 |
| 4. 日常を穏やかに受け止められるレベル | 人の話を普通に聞け，競争もできる。 |
| 5. 批判や失敗にも耐えられるレベル | 期待と意欲を持ち，周囲にも思いを表現できる。 |

＊佐伯敏光：不登校という育ちと学校．こころの科学 151：18-22, 2011[4]より引用

眺めてみよう（表1）。

　佐伯によれば，不登校は1，2レベルへの低下であり，体力，記憶力，注意力などの低下，感情や感覚が弱まり脱力状態を伴う。学校教育は4のレベルを前提として行われてきたが，現代の子どもは，日常的な緊張と動揺しやすさを抱えてストレス耐性レベルが低下している。子どもに本来あるはずの，自分は安全だという「自己保障感」が欠如しているという。

　不登校の状態の児童，生徒のなかには，メンタルヘルスの疾患の症状としての不登校である可能性もあり，1～3のレベルの場合には，器質的な疾患の除外診断後，メンタルヘルスの専門医（心療内科医，精神神経科医）を一度受診することが望ましい。

## ❸ 自殺

　2011年の自殺者数は，14年連続して3万人を超え3万651人となった（前年より3.3％減）。学生・生徒は，前年より101人増で1,029人になり，初めて統計を開始してから1,000人を超えた。内訳をみると，大学生529人（前年より10.3％増），高校生269人（前年より31.8％増），両者で約80％を占める。

　未成年（19歳以下）は622人（前年より12.7％増），20歳代は3,304人（2％増）であった。10歳～14歳で自殺は死因の3位，15歳～39歳で自殺は死因の1位である。若い世代の自殺のなかには「いじめ」自殺もあり，2012年8月28日，野田内閣はいじめ自殺への対策強化を柱とする新たな自殺

総合対策新大綱を定めた。いじめ問題は隠さずに学校と教育委員会，家庭が連携して迅速に対処すべきであると明記した。また，いじめ自殺の被害者遺族が求めれば，学校や教育委員会でない第三者の調査で実態を把握する必要性も指摘した。自殺総合対策新大綱（2012年8月）では，自殺防止対策の目標を「誰も自殺に追い込まれることのない社会」と位置付け，当面の重点対策として①自殺未遂者への支援強化，②大規模災害の被災者の心のケアや生活再建促進，③インターネットを活用した支援情報提供の3つを挙げた。さらに，いじめはどの子，どの学校でも起こりうる。問題行動の事前防止や早期発見に向けて国として継続的，中期的に取り組むと強調した。具体的には子どもがいつでも不安や悩みを打ち明けられる24時間電話相談体制の整備を挙げ「若年者と自殺未遂対策の重要性」を強調した。

　2007年の自殺対策大綱は，自殺死亡率の減少を目指し，総合的な自殺対策指針として閣議決定されたが，自殺者は警察庁統計で，2011年まで連続して3万人を超え見直しが必要と判断された。

### 自殺総合対策大綱

　日本での自殺者数は，1998年に一挙に8,000人余り増加して3万人を超え，その後も高い水準が続いている。欧米の先進国と比較して突出して高い。世代別にみると，20歳代，30歳代を中心にインターネット自殺が問題となっている。自殺者急増には中高年男性の自殺増加があり，高齢者健康問題に加え核家族化，介護や看病疲れ等があり自殺死亡率が高い。このような状況に対し国を挙げて自殺対策を総合的に推進することにより自殺の防止を図り，合わせて自殺者の親族等に対する支援の充実を図るため2006年10月自殺対策基本法が施行された。基本法に基づき政府が推進すべき自殺対策の指針として策定されたものが自殺対策大綱である。おおむね5年をめどに見直しをされる。

## 2. ストレス関連健康障害

### ❶ 子どものうつ病

#### a．小学生のうつ病

　抑うつ気分が自覚されないことが多く，内的体験を言語化できないことが多い。家族や教師からみると，口数が少なくなった，笑わない，涙を流す，イライラして怒りっぽくなったというような症状で子どもの変化に気づく。また，さまざまな身体症状（頭痛，発熱，腹痛，めまいなど）がうつのサインであることも多く，身体的に精査しても異常がない場合はうつを疑うことが必要である。

　子どものうつは多くの例で，環境面での負荷（塾，習い事など）が認められることが多く，負荷を軽減し，休養できる環境を整備することでうつが軽快することが多いため，早期発見が必要である。

#### b．中学生のうつ病

　症状が非定型的となりやすく，成人に比べて精神的なきつさをうまく言語化することができないため，うつ状態が見落とされてしまうことがある。うつ病以外に他のメンタルヘルス関連疾患（摂食障害，パニック障害など）に伴ううつ状態として現れる場合も多い。

　子供のうつ状態は結果として不登校やひきこもりにつながりやすい。こころの休養というプラスの面はあるが，ひきこもっているうちに外出恐怖や，対人恐怖となり，ますますひきこもるという悪循環に陥る危険もはらんでおり，家族，教師がどのタイミングで積極的介入をすることがよいかなどの問題がある。

### ❷ 摂食障害（診断基準も含め詳細は 93 ページの摂食障害の項を参照）

#### a．若年発症の特徴

　摂食障害は，神経性無食欲症（いわゆる拒食症）と神経性大食症（過食症）に大別できる。

　若年発症は 8 歳からとの報告[5]もあるが，一般的には小学校の高学年から発症し，ほとんど女児である。若年発症（13 歳以下）は，わが国では摂食障害者の 4.5％であるという報告[6]がある。若年発症者の特徴は，やせ願望からのダイエットよりも非ダイエットを契機に発症する傾向があ

る。非ダイエットの例としては，受験，いじめ，兄弟葛藤，両親の不仲などの環境要因などが挙げられる。自覚的には，食欲不振，腹部膨満感から物理的に食事が入らないという状態から低体重となっていく。若年者では，排出行動（自己嘔吐，下剤）は少なく摂食制限タイプとして発症することが多い。つまり神経性無食欲症，非排出型（いわゆる拒食症）である。武井[7]は，10歳以下の神経性無食欲症の患者は，対人関係ではなく兄弟葛藤などの環境要因が発症に関与し，やせ願望，肥満恐怖，成熟拒否などを欠いており性格的特徴は，几帳面，完璧主義であり，過食と嘔吐への移行は少ないと報告している。

　過食症への移行は少なくても，体重増加へのアプローチに対しては抵抗するタイプとなることが多く，回復までには相当の年月を要することもまれではない。若年発症者は初経前の発症者もおり，早期の医療的介入ができないと，身体的にもさまざまな弊害が出現し，学校教育の継続がままならず生命的予後にも影響を及ぼす可能性も高くなる。

　なお身体的な弊害などの詳細は，Ⅱ 職場のメンタルヘルス（59ページ以降）を参照されたい。

**b．治療**

　特に若年者の発症例は，完璧を求める強迫的な性格，太ることへの恐怖や嫌悪（太ることへの恐怖を言語化しない症例も多い）に何らかの精神的ストレスや挫折体験が加わり発症するケースが多い。

　治療者や家族は，頑固な食行動異常にとらわれてしまうと息詰まってしまう。食行動異常という症状は，本人の完璧主義や強迫的な性格やこだわりの強さが凝縮されたもので，親子関係などの人間関係の偏りの象徴であることに多くは起因すると考え，患者本人の心理・社会的な苦悩を理解するスタンスで接することが必要である。

### ❸ 身体表現性障害

　検査しても身体的な原因がみつからず，精神的なことが原因で体の症状が出現していると考えられる病態である。

　主に2タイプある。

**a．身体化障害**

　ありとあらゆる体の症状を訴える。若い元気である年代であるにもかか

わらず体調が悪く，日常生活に支障が出ており，通学が困難になる場合もある。愛情喪失体験や，いちじるしく愛情の不足した成育歴と関係があるという説もある。男性より女性に5倍程度多く，社会的地位や経済的に恵まれない人に多いとの報告もある。身体化障害は日々の生活の中での心の満足度が低いことが示唆される。症状が軽快しないため，薬が増えやすく薬物の減量の際に患者が不安を感じることもしばしばである[8]。

### b．転換性障害

感覚麻痺，盲，難聴，失声などの麻痺やけいれんなどの神経学的症候を生じるが，検査しても異常がみつからない。また，神経学的に生じるはずの症状とは微妙に食い違っていることも多々ある。けいれんや失神を起こしてもけがをすることは滅多にないが，本人が意識的にやっているわけではない。

転換性障害は，ストレスに反応して生じ，この症状によってストレスを回避する疾病利得的側面ももつ。ストレスフルな集団生活を感じている中学生〜高校生には転換性障害はよくみられる。転換症状によるコミュニケーションを言語的なコミュニケーションに転換できるようになるとストレスコントロールが楽になっていく[8]。

#### 治療

身体表現性障害は，身体症状に注目するのではなく，背後の心理的な不安や孤独感に目を向けることが大切である（もちろん器質的な疾患を検査して除外する）。言語化能力が十分ではない児童・生徒ではあるが，安心して話せる空間を提供し，本人のつらさを共感的に受け止めながら対応していき，家族や担任の協力を得ながら環境調整が行えると身体症状も軽減して行く可能性が高い。

少量の抗不安薬なども，症状の軽減に有効な場合がある。

休ませることも大切ではあるが，ストレス回避＝疾病利得になっていく可能性もあり，やみくもに休養を続けることには注意を要する。

### ❹ 不安障害

不安障害で児童・生徒の年代から発症する代表的な疾患は，社交不安障害，パニック障害，心的外傷後ストレス障害である。

a．社交不安障害

　人前で意見を述べる，黒板に字を書く，大勢の人と食事をするなど，人前にいるときに「恥ずかしい。皆に笑われているかもしれない」という不安や恐怖で，赤面，動悸，震えなどの身体症状も伴う状態である。

　幼少期，思春期に自覚されるが，「性格のせい」「気にしすぎ」と思いがちであり，病気であるという認識を持つことは非常に少ない。

　もともとは活発であったが，ふとした失敗をきっかけに発症することもあれば，内気で物静かな人が，人とかかわる場面を避けるうちに発症する場合もある。大卒後，就職し大勢の前でのプレゼンテーションを契機に発症することもある。

　強い不安や恐怖感から人前にでることを極力避けるようになるため，日常生活に支障が生じ，不登校につながることもある。

　社交不安障害の多くは，人前でのスピーチ，電話，字を書くことなどの行動が苦手なタイプであっても，長時間経過するうちに，人前での行動すべてのことに強い不安を抱く「全般性不安障害」に移行していく場合もあり，引きこもりの一部はこの疾患である可能性も高い。

**治療**

❶抗うつ薬の SSRI（selective serotonin reuptake inhibitors）が効果的である。SSRI を継続して服用し，緊張場面で不安感が強い人には抗不安薬，動悸が強い人にはβブロッカーを頓用で服用することにより症状が徐々に軽減していくことが多い。

❷すべてのケースではないが認知行動療法などの精神療法の併用も効果的である。

---

**DSM-Ⅳ-TR（Diagnostic Statisitical Manual for Mental Disorders）による社交不安障害の診断基準**

A．よく知らない人たちの前で他人の注視を浴びるかもしれない社会的状況または行為をするという状況の1つまたはそれ以上に対する顕著で持続的な恐怖。その人は，自分が恥をかかされたり恥ずかしい思いをしたりするような形で行動（または不安症状を呈したり）することを恐れる。

注：子どもの場合は，よく知っている人とは年齢相応の社会関係を持つ能力があるという証拠が存在し，その不安が大人との交流だけでなく同年代の子どもとの間でも起こるものでなければならない。
B. 恐怖している社会的状況への曝露によって，ほとんど必ず不安反応が誘発され，それは状況依存性，または状況誘発性パニック発作をとることがある。
　　　注：子どもの場合は，泣く，癇癪を起こす，立ちすくむ，またはよく知らない人と交流するのを遠ざけるという形で，恐怖が表現されることがある。
C. その人は，恐怖が過剰であること，または不合理であることを認識している。
　　　注：子どもの場合，こうした特徴のない場合もある。
D. 恐怖している社会的状況または行為をする状況は回避されているか，またはそうでなければ，強い不安または苦痛を感じながら耐えている。
E. 恐怖している社会状況または行為をする状況の回避，不安を伴う予期，または苦痛のために，その人の正常な毎日の生活習慣，職業上の（学業上の）機能，または社会的活動または他者との関係が障害されており，またはその恐怖症があるためにいちじるしい苦痛を感じている。
F. 18歳未満の人の場合，持続期間は少なくとも6ヵ月である。
G. その恐怖または回避は，物質（例：乱用薬物，投薬）または，一般身体的疾患の直接的な生理学的作用によるものではなく，他の精神疾患（例：広場恐怖を伴う，または伴わないパニック障害，分離不安障害，身体醜形障害，広汎性発達障害，またはシゾイドパーソナリティー障害）ではうまく説明されない。
H. 一般身体疾患または他の精神疾患が存在している場合，基準Aの恐怖はそれに関連がない。例えば，恐怖は，吃音症，パーキンソン病の振戦，または神経性無食欲症または神経性大食症の異常な食行動を示すことへの恐怖でもない。

＊American Psychiatric Association 著，高橋三郎・大野　裕・染矢俊幸訳：DSM-Ⅳ-TR 精神疾患の分類と診断の手引　新訂版．医学書院，東京，2003[9]）より引用

### b．パニック障害

　典型的な例としては，ある日突然，通学の混雑した電車の中で，動悸，

呼吸が苦しい，吐き気，頭痛など（パニック発作）が感じられ，本人は，死んでしまうかもしれないと思うほどの苦しさを体験する。が，電車を降りると症状は軽快するため，最初は，気のせいと思い放置する。しかし，何回か同じ体験をするとパニック発作が出現する状況が不安（予期不安）となってしまい，電車に乗ることを回避するようになってしまうことも多々ある。

　地方都市では，徒歩，もしくは自転車で通学することが多いのでパニック障害が顕著になることは少ない。一方，大都市では，中学受験や高校受験で，学区外の電車通学が開始となるときに，パニック発作を体験することがある。電車以外の公共交通機関，レストラン，美容院，歯科治療中などもパニック発作が起こりやすい状況である。

　パニック障害は，発作を起こす不安から，電車をはじめとする交通機関にまったく乗れなくなり，日常生活に大きな支障が出てしまうなどの症状を伴う。

### 治療
❶予期不安を含む不安や恐怖を軽減する目的で抗うつ薬（SSRI）や発作時の抗不安薬を服用する。
❷日常生活に支障がなくなってきたところで，これまで避けていた場所に少しずつトライし，発作の恐怖心を取り除いていく認知行動療法などを開始する。発作がいつ起こり，どのように乗り切れたかを記録し，主治医とともに確認していくことも有用である。

　治療開始後，数ヵ月間は発作が起こりやすい状況である。その後は徐々に発作に対する対応ができるようになっていく。薬物療法は，発作が消失してもすぐには中止せず，その後半年から1年位は服薬を持続することが望ましい。

---

#### DSM-Ⅳ-TRによる
#### パニック発作の診断基準

強い恐怖または不快感を感じるなどのはっきり他と区別できる期間で，そのとき，以下の症状のうち4つ（またはそれ以上）が突然に発現し，10分以内にその頂点に達する。

```
 1  動悸，心悸亢進，または心拍数の増加
 2  発汗
 3  身震いまたは震え
 4  息切れ感または息苦しさ
 5  窒息感
 6  胸痛または腹部の不快感
 7  嘔気または腹部不快感
 8  めまい感，ふらつく感じ，頭が軽くなる感じ，または気が遠くなる感じ
 9  現実感消失（現実でない感じ）または離人症状（自分自身から離れている）
10  コントロールを失うことに対する，または気が狂うことに対する恐怖
11  死ぬことに対する恐怖
12  異常感覚（感覚麻痺またはうずき感）
13  冷感または熱感
```

\*American Psychiatric Association 著，高橋三郎・大野　裕・染矢俊幸訳：DSM-Ⅳ-TR 精神疾患の分類と診断の手引　新訂版．医学書院，東京，2003[9]）より引用

## c．心的外傷後ストレス障害（Posttraumatic stress disorder：PTSD）

　生死にかかわるような衝撃的な体験や人としての尊厳を損なわれるような体験をしたのちに，平常時でもそのトラウマ体験が持続しているようで不安定になってしまう状態である。学校のメンタルヘルスの中では，いじめや虐待などが PTSD の発症のきっかけとなる。

　いきなりその場面が思い浮かんであたかも再び同様な体験をしているように感じるフラッシュバック現象や，完全にその時の記憶がなくなってしまう（解離），つらい感情を持たない代わりに感情が鈍くなる（感情鈍麻）状態となる。

　悪夢やその体験を想起させられるような状況での強い恐怖反応や不安が生じ，多くは日常生活にも支障が出る状態となり孤立感が高まり，意欲も低下する。短期間で回復することはまれである。長期にわたり薬物療法や心理療法などを用いて，本人にとってトラウマ体験が過去の出来事として客観的に受けとめられるようになることが治療のゴールである。

### 治療
❶薬物療法（抗うつ薬，抗不安薬など）
❷精神療法（曝露療法など）
❸環境調整（ストレスを受けた場所からの避難など）

---

### DSM-Ⅳ-TRによる
### 心的外傷後ストレス障害の診断基準

A. その人は，以下2つがともに認められる外傷的な出来事に曝露されたことがある。
  1. 実際にまたは危うく死ぬまたは重傷を負うような出来事を一度または数度，あるいは自分または他人の身体の保全に迫る危険を，その人が体験し，目撃し，または直面した。
  2. その人の反応は強い恐怖，無力感または戦慄に関するものである。
     注：子供の場合はむしろ，まとまりのないまたは興奮した行動によって表現されることもある。
B. 心的外傷的な出来事が，以下の1つ（またはそれ以上）の形で再体験され続けている。
  1. 出来事の反復的，侵入的な苦痛を伴う想起で，それは心像，思考，または知覚をふくむ。
     注：小さい子どもの場合，外傷の主題または側面を表現する遊びを繰り返すことがある。
  2. 出来事についての反復的で苦痛な夢
     注：子どもの場合は，はっきりとした内容のない恐ろしい夢であることがある。
  3. 心的外傷的な出来事が再び起こっているかのように行動したり，感じたりする（その体験を再体験する感覚，錯覚，幻覚，および解離性フラッシュバックのエピソードを含む，また，覚醒時または中毒時に起こるものを含む）。
     注：小さい子どもの場合，外傷的なことの再演が行われることがある。
  4. 外傷的出来事の1つの側面を象徴し，または類似している内的または外的きっかけに曝露された場合に生じる，強い心理的苦痛
  5. 外傷的出来事の1つの側面を象徴し，または類似している内的ま

たは外的きっかけに曝露された場合の生理学的反応性
C．以下の3つ（またはそれ以上）によって示される，（心的外傷以前には存在していなかった）心的外傷と関連した刺激の持続的回避と全搬性反応性の麻痺。
1　心的外傷と関連した思考，感情，または会話を回避しようとする努力
2　心的外傷を想起させる活動，場所，または人物を避けようとする努力
3　心的外傷の重要な側面の早期不能
4　重要な活動への関心または参加のいちじるしい減退
5　他の人から孤立している，または疎遠となっている感覚
6　感情の範囲の縮小（例：愛の感情を持つことができない）
7　未来が短縮した感覚（例：仕事，結婚，子ども，または正常な寿命を期待しない）
D．（心的外傷以前には存在していなかった）持続的な覚醒亢進症状で，以下の2つ（またはそれ以上）によって示される。
1　入眠，または睡眠維持の困難
2　いらだたしさ，または怒りの爆発
3　集中困難
4　過度の警戒心
5　過剰な驚愕反応
E．障害（基準B，C，およびDの症状）の持続期間が1ヵ月以上。
F．障害は，臨床上いちじるしい苦痛，または社会的，職業的，または他の重要な領域における機能の障害を引き起こしている。

＊American Psychiatric Association 著，高橋三郎・大野　裕・染矢俊幸訳：DSM-Ⅳ-TR 精神疾患の分類と診断の手引　新訂版．医学書院，東京，2003[9]より引用

### d．強迫性障害

　ばかばかしいと思っていてもその考え（強迫観念）をやめられず，打ち消すための強迫行為を繰り返してしまう病態である。自分がこだわっているばかばかしさや無意味さを自覚しているので，恥ずかしくて相談できず，人に隠れて強迫行為を繰り返すことで，苦しみを抱えがちになる。
　一般的に強迫症状は一つのことに関するものがほとんどである。強迫行

為に時間を費やすうちに，学校や会社に行けなくなるなど社会生活に支障が生じてくる。

日本人の1〜2％がかかり，10代前半で発症することもある。

あせらず，時間をかけて強迫観念のコントロールを行い，強迫行為の回数を減じていくことを行う。

### 治療
❶抗うつ薬を使用し強迫観念や強迫行為を少しずつ軽減していく。
❷意図的に苦手なことに身をおき（曝露）強迫行為をしないように我慢する（反応妨害）「曝露反応妨害法」を医師の指導のもとに行う。
❸不安に立ち向かう練習を根気強く行いながら「行動記録」として書き記し，日々のなかで，どんな時に不安が浮かび，どう行動したかを客観的に把握し，強迫観念の衝動コントロールなどを行っていく。

---

**DSM-Ⅳ-TR による強迫性障害の診断基準**

A. 強迫観念または強迫行為のどちらか.
　1, 2, 3, および4によって定義される強迫観念：
　1　反復的，持続的な思考，衝動，または心像であり，それは障害の期間の一時期には，侵入的で不適切なものとして体験されており，強い不安や苦痛を引き起こす.
　2　その思考，衝動または心像は，単に現実生活の問題についての過剰な心配ではない.
　3　その人は，この思考，衝動，または心像を無視したり抑制したり，または何か他の思考または行為によって中和しようと試みる.
　4　その人は，その強迫的な思考，衝動，または心像が（思考吹入の場合のように外部から強制されたものではなく）自分自身の心の産物であると認識している.
　1および2によって定義される強迫行為：
　1　反復行動（例：手を洗う，順番を並べる，確認する）または心の中の行為（例：祈る，数を数える，声を出さずに言葉を繰り返す）であり，その人は強迫観念に反応して，または厳密に適用しなくてはならない規則に従って，それを行うよう駆り立てられている

と感じている．
2　その行動や心の中の行為は，苦痛を予防したり，緩和したり，または何か恐ろしい出来事や状況を避けることを目的としている．しかし，この行動や心の中の行為は，それによって中和したり予防したりしようとしていることとは現実的関連をもっていないし，または明らかに過剰である．
B. この障害の経過のある時点で，その人は，その強迫観念または脅迫行為が過剰である，または不合理であると認識したことがある．
　　注：これは子供には適用されない．
C. 強迫観念または脅迫行為は，強い苦痛を生じ，時間を浪費させ（1日1時間以上かかる），またはその人の正常な毎日の生活習慣，職業（または学業）機能，または日常の社会的活動，他者との人間関係を著明に障害している．
D. 他のⅠ軸の障害が存在している場合，強迫観念または脅迫行為の内容がそれに限定されていない（例：摂食障害が存在する場合の食物へのとらわれ，抜毛癖が存在している場合の抜毛，身体醜形障害が存在している場合の外見についての心配，物質使用障害が存在している場合の薬物へのとらわれ，心気症が存在している場合の重篤な病気にかかっているというとらわれ，パラフィリアが存在している場合の性的な衝動または空想へのとらわれ，または大うつ病性障害が存在している場合の罪悪感の反復思考）．
E. その障害は，物質（例：乱用薬物，投薬）または一般身体疾患の直接的な生理学作用によるものではない．

＊American Psychiatric Association 著，高橋三郎・大野　裕・染矢俊幸訳：DSM-Ⅳ-TR 精神疾患の分類と診断の手引　新訂版．医学書院，東京，2003[9]より引用

## ❺ 発達障害

　大脳高次機能の非進行性障害が脳の発達期に生じたもので，物事の理解，判断，記憶，推論などの知的機能の障害である。
　下位分類として，注意欠如・多動性障害（attention deficit hyperactivity disorder：ADHD），アスペルガー症候群，自閉症などがある。
　高機能広汎性発達障害（pervasive developmental disorder：PDD）は自閉症と自閉症に類似した障害の総称で，自閉性障害，レット症候群，小

児期崩壊性障害，アスペルガー症候群，特定不能の PDD のうち知的な遅れのないものを指す。

以上のうち，ADHD，アスペルガー症候群，自閉症について記述する。

なおアスペルガー症候群と自閉症は自閉症スペクトラム障害としてまとめて記述する。

### a．ADHD

年齢不相応のいちじるしい多動性，衝動性，不注意を主症状とする。ADHD とはこれらの症状が 7 歳未満に 2 つ以上の生活場面において存在していなければならない。

すなわち，特定の場所に限定した言動ではなく，年齢が高くなって急に認められるようなものではない。かつ，この症状により，社会的，学業的，または職業的機能につまずきを認めていること，つまり，日常生活を送るうえで生きにくさという感覚が自覚および他覚され，初めて診断される病態である。

有病率は，DSM-Ⅳ-TR[9]によると学齢期の子どもで 3〜7％，性差は約 2 対 1〜9 対 1 と男児優勢である。成人における有病率は 1〜5％で，性差も 1 対 1 に限りなく近づくといわれている。本邦での大規模な疫学調査による有病率のデータは現時点ではない。

基本症状である多動性，衝動性，不注意は加齢とともに変化する。学齢期の着席困難は小学校 3 年くらいになると目立たなくなるが，そのかわりそわそわ体を揺らすことが増えたり，宿題など忘れると徐々にごまかすようになり，成人になると社会的信用にもかかわってくる。

思春期では，いじめの対象になる可能性もあるし，個性的な子どもと評価される可能性もある。教師や保護者からの頻回の注意により，自己評価が低下し，不安，抑うつという二次的な精神症状につながる可能性もある。

診断は容易ではなく，本人，家族などから直接の面接で得られる現症と発達歴，保育機関による評価など詳細に検討する必要がある[10]。

ADHD は 70％以上が遺伝的要因によって決まるとされ，妊娠中の母体の喫煙等の環境要因が相乗的に作用するといわれている。

総合的に考えると，遺伝的に規定されたドーパミン系の機能不全や脆弱性のために，多動性—衝動性，不注意をきたす病態であるといえる[11]。

近年「発達障害の大人」も注目されてきている。未診断・未治療のまま

社会人になり，さまざまな困難にぶつかり苦悩している人々である。

ADHDの転帰は，成人期には半数強のADHD患者が診断基準を満たさなくなるが80%はADHDに近い臨床症状があり，機能的な回復に至るグループは10%に過ぎないという。つまり小児期に治療を受けていても影響は成人期にも継続する。表2[12～14]にそれぞれの病態に認められる特徴的な症状を示す。

発達障害の大人の症状に関しては，Ⅱ 職場のメンタルヘルスの章を参照されたい。

**治療**[11,13]

❶生活上のトラブルを減じるために環境調整・心理社会的対応
　・具体的に一つずつ教える（いっぺんに複数のことをさせると混乱する）
　・TEACCH：Treatment and Education of Austistic and related Comuunucation Handicapped Children（自閉症および関連領域のコミュニケーションに障害をもつ子どもたちの治療と教育）

視覚的な手掛かりを増やす。これはアメリカで1960年代から実践されてきた療育プログラムである。何もかも大人が世話をするのでなく子どもが理解することをサポートするプログラムである。
　一例としては
　・時間の流れを意識させる（作業の流れを一覧にしてゴールを教える。一日のスケジュールをはっきりさせ，これに従い行動すると混乱は最小限に抑えられる）。
　・理屈や知識より実践を重視する（苦手な生活習慣（掃除，片づけなど）はイラストでサポートする。絵や写真を活用する）。

❷薬物療法
　中枢刺激薬：メチルフェニデート
　非中枢刺激薬：アトモキセチン

**b．自閉症スペクトラム障害**

Wing & Gouldが提唱した概念である。社会的交流，社会的コミュニケーション，社会的イマジネーションの3種類の障害（3組の障害 triad）が発達期から存在することで定義される。

自閉症スペクトラム障害（autism spectrum disorders）には，カナーが提唱した自閉症（カナー症候群）とアスペルガーが提唱したアスペルガー

表2 ADHDの主な症状およびそこから生じる問題

| | 小児期の症状 |
|---|---|
| 多動性 | ・過剰なおしゃべり<br>・はしゃぎすぎ，熱狂的<br>・体をもじもじしたり，よじ登ったりする。<br>・静かにしていることができない。<br>・じっと着席することができない。<br>・そわそわする。<br>・走りまわる。よく考えずに行動する。 |
| 衝動性 | ・あてられる前に問題の答えをいう。<br>・順番を待つことができない。<br>・他人に口を挟む。邪魔をする。 |
| 不注意 | ・次々と対象が移る。<br>・気が散りやすく忘れっぽい。<br>・先生の話を聞いたり，与えられた課題をやり終えることができない。<br>・指示通りの行動ができない。<br>・整理整頓ができない。<br>・物をなくしたり，置き忘れたりする。 |

⇩
生じる問題
⇩

・学習にとりくめず投げやりになる。
・学業成績の不良。
・自尊感情が低い。
・いじめの標的になりやすい。
・仲間関係で孤立。
・周りの大人との葛藤が増加し反抗挑戦的な関係が日常化しやすい。
・不良グループに勧誘されやすく，補導されることもある。

症候群，またはどちらにも当てはまらない3つの組が存在する場合も含まれる。自閉症スペクトラム障害全体では，正常知能領域であることのほうが多い[15]。

自閉症スペクトラム障害のなかで疾患名として話題に上ることが多いアスペルガー症候群に関して記述する。

### c．アスペルガー症候群[16]（表3）

コミュニケーションの特徴
・相手に合わせて話すことができず，人の話を聞かず一方的に語り続ける。
・言いにくいことを遠回しな表現や態度で表すことの意味が理解できない。表情やボディランゲージの意味がわからない。暗黙の了解がわか

表3　アスペルガー症候群の症状

| 対人関係の障害 | 孤立　相手が存在しないかのように一緒に同じ輪にいても遊んでいるという感覚はない。<br>受け身　周囲に従順。<br>奇異　一方的にしゃべる。相手が嫌がっているのがわからない。 |
|---|---|
| コミュニケーション障害 | 表現能力　その場にあった言葉使いや表現ができない。<br>言語理解　文字通りのみ。<br>非言語　少ない。 |
| 創造力と創造性の障害 | ごっこ遊び，真似事ができない。<br>相手の表情，言葉から相手の気持ちが読み取れない。 |

＊佐々木正美：アスペルガー症候群（高機能自閉症）のすべてがわかる本．講談社[16]，2007より引用

らない。
・慣用句や冗談を理解できない。「顔が広い」「足をのばす」など字句通りに捉えるため，混乱する。

**こだわり**
・触られることを極端にいやがる。音に対して敏感な子どもも多い。耳に傷害があるわけでなく，感じ方が違う。
・同じ道順，同じ手順にこだわる。毎日のルーチンから外れると，戸惑いや不安を感じてパニックになりがちである。

**学習**
・記憶力は非常によいが，想像力はない。難読漢字や計算，歴史の年号，鉄道路線など驚くほどよく覚えられるが，自由研究や作文はできない。
・スポーツのルールが応用できない。球技は他の子どもの動きをみてルールを考えながら行動しなければならず，うまくできない。たとえばサッカーで手を使ってしまったり，自分のところにゴールしてしまうなど。
・2つのことを同時に行おうとするとパニックになる。先生の話を聞きながらノートをとるなどがうまくできない。

**治療** [16]
❶薬物療法（問題行動改善のために）
　リスペリドン
　オキシトシン

❷治療教育（療育）TEACCH（18 ページ参照のこと）
　持っている心身の機能を最大限にのばすことを目的とする。適性を見つけ生きやすくできるようになど。

## ❻ 統合失調症[17]

　思春期，青年期に好発する疾患である．放置すると増悪を繰り返し，人格の変化をきたすが，早期発見，早期治療により社会生活を支障なく送ることも不可能ではない．有病率はおよそ 100 人に 1 人である．

### 症状 [17]

#### a）陽性症状（中枢神経系の過剰な活動による）

　最も特徴的なものは幻聴である．複数の人が話す声が聞こえる「対話性幻聴」，自分のうわさや悪口が聞こえる「被害的幻聴」，幻聴が自分に命令や指図をし，その通りに行動する「作為体験」，自分の考えが声になって聞こえる「考想化声」は診断の決め手になる症状である．幻聴は，耳鳴り，周囲がうるさい，テレパシーなどで表現されることもある．幻聴があると，独語や空笑（一人でにやにや笑う）となりやすい．

　次に特徴的なことは自分と他者の境界が崩れ，自我が侵犯される「自我障害」である．自分の考えが皆に知られてしまうことを感じたり，他人の考えが伝わってくることや何者かに操られているように感じることである．

　よく出現する症状には昏迷もある．これは無言，無反応状態で何に対しても反応がなくなる状態である．さらに，考えがまとまらないし思考障害も出現することがある．話が支離滅裂であったり，でたらめの言葉の寄せ集め状態になった言葉のサラダ現象も認められる．

　妄想では，何か大変なことが起こりそうな気分にとらわれてしまう妄想気分，何でも自分に結び付ける関係妄想，些細な他者のしぐさや言葉で悪意を感じる被害妄想，自分が特別な人であると感じる誇大妄想などがある．

#### b）陰性症状

　意欲や関心の低下，人を避ける傾向などである．身なりにかまわなくなり，入浴や歯磨きなどもできず，片づけもできなくなり，勉強の能率は急激に低下し，周囲は急になまけものになったと感じてしまう．

　一般的に急性期には陽性症状が活発になることが多いがこれらの陰性症状で初発することもあるため，家族や学校の陰性症状に対する理解が重要

である。
　主となる症状は以下のごとくである。
❶緊張型：若いころから発病し激しい興奮があったかと思うと何もしなくなる（昏迷状態）などの行動面が目立つもの。
❷破瓜型（解体型）：比較的若いころから徐々に始まり，放置すると慢性に経過し，人格の荒廃に陥る。
統合失調症の中心を占めるタイプ。
はじめは幻覚，妄想があっても徐々に無為自閉になっていく。
❸妄想型：前二者よりも遅く発症し，比較的人格の荒廃は少ない。

### 治療 [17]

　早期発見，早期治療が予後を決定するといってもよい。
　できるだけ社会生活を送りながら治療することが望ましいため，近年では外来治療が中心でやむを得ないときに入院治療を行う。
❶薬物療法
　統合失調症において薬物療法は不可欠である。
　抗精神病薬は次の2つに分類される。
　　定型抗精神病薬：フェノチアジン系，ブチロフェノン系，ベンズアミド系，イミノベンジル系など。
　　非定型抗精神病薬：ベンズイソキサゾール系など。
❷精神療法
　病気の概要や，治療がなぜ必要なのかを共有し信頼関係を構築し薬物療法から脱落しないように支えていく。薬をきちんと服用し，無理のないライフスタイルを行うことにより，健常者と同様に大学に進学し就職をし，結婚し充実した人生を送ることができることを伝え支えていく。
　家族にも薬物療法が疾患の再燃や予防に大きく関与していることを伝えていく。
❸リハビリテーション
　低下した認知機能や社会機能を回復させ，社会復帰を円滑にするためにSST（Social Skill Training），作業療法，デイケアなどを行う。薬では回復できない機能的な回復に必要である。

## ❼ 問題行動

### a．リストカット

　自分で自分を傷つける自傷行為のなかで特に手首をナイフ，カッターやはさみで傷つけることを指す。リスカと呼ぶ場合もある。

　傷のほとんどは手首の内側であるが，腹部，大腿部，上腕部などを傷つけることもある。10～20代の若い世代に多く，リストカットを1回行うと習慣化することが多い。人前ではめったにやらず自室で一人のときに行うことがほとんどである。しかし，自殺に至るケースは少ない。

　統合失調症，うつ病などの気分障害や境界性人格障害の症候として知られていたが，最近では，一般の児童，生徒のなかにも高率に認められるようになった。つまりリストカットは，精神疾患と特別に結びつかないレベルのものも存在する。

　リストカットなどの自傷行為の見立ては，時代とともに変化してきた。

　1960年代は，自殺と近接した病態であると考えられ，自傷行為は非常に深刻な心理的問題と捉えられ，道徳的非難も向けられた。

　1980年代に境界性人格障害が診断のカテゴリーに入り，自傷行為はこれに伴う症候としてしばしば取り上げられた。この時点で，自傷行為は必ずしも自殺に至る行為ではなく，周囲の対人関係を操作する行為の一つとして理解されることとなった。近年，リストカットは，精神疾患に付随する症状のみではなく，イライラなどの自分の不快感情を抑えたり，取り除く手段として行われることが多く，自殺とは違った観点でみる必要がある。

　ストレス解消としてリストカットを行う生徒も存在する[18]。

　しかし，リストカットは，繰り返していくうちにエスカレートする傾向があり，傷が深くなり外科的対応が必要になるケースや，他の方法で自分を傷つけることで生命にもかかわることもありうる。リストカットの背後には本人にとって，苦痛な出来事が存在していることは事実であるため，精神的な助けが必要な状態であることには変わりはない[19]。

### b．いじめ

　文部科学省は各都道府県の教育委員会を通じて毎年「児童・生徒の問題行動等生徒指導上の諸問題に関する調査」を行っている。調査にあたりいじめの定義として「当該児童生徒が一定の人間関係のあるものから心理的・物理的攻撃を受ける精神的苦痛を感じるもの」とし，学内外を問わな

いとしている。

　2010年の調査によれば，いじめの認知件数は，小・中・高・特別支援学校で約7万5,000件（前年7万3,000件），1,000人当たり5.6件（前年5.1件）。いじめの発見のきっかけは，アンケート調査などの学校の取り組みが26％で最も多い。本人からの訴えは23.1％，学級担任による発見は19.9％である。相談状況は，いじめられた生徒が学級担任に相談が69.6％で最も多かった。パソコンや携帯を使ったいじめは2,924件（3.9％）であった。いじめは人権侵害にもあたり，学校側は，アンケート調査，個別面談，個人ノートなどを利用し，日常的な実態をこまめに把握し早期発見することが重要である。また家庭による子どもの変化（例：学校へ行きたくない）を見逃さないことも大切である。

　いじめから自殺に至るケースもあり，法務省は，本人の自己申告や表面的な現象のみにとらわれず，法律に則って事実を認定したうえで法的評価を行うとした。

　学校教育法によれば，いじめを繰り返す生徒を出席停止にできる制度がある。ある子どもが他の子どもや教職員へ暴力行為を行った場合，公立小中学校の児童と保護者に対し，市区町村の教育委員会が児童の出席停止を命じることができる行政処分である。教育現場は運用に慎重で文部科学省によるといじめを理由にした出席停止制度は，2011（平成23）年は1年間で17件，すべて中学生である[20]。

**c．ネット依存**

　生まれたときから，コンピュータや携帯電話がある世代は，インターネット（以下ネット）で外部とつながる世界が当たり前になっている。ネットの普及により，さまざまなことが検索でき仕事の能率化などのプラスの面は多々あるものの，ネットを利用したゲームやメールへののめり込みが強く依存へと移行する人々も出てきた。パソコンの高性能化・高速化，スマートフォンの普及により，ゲーム，フェイスブック，ツイッター，ライン，情報検索などはより刺激的になってきている。

　西村[21]によるとネット依存は以下のごとく大きく3タイプに分類される。

❶コミュニケーションツールタイプ

　コミュニケーションを目的としてネットを使い始め，メールや交流サイトを利用するうちにコントロールができず，常にメッセージの交換をして

いないと落ち着かないタイプである。ネット上で常に誰かとつながっていないと安心できない。対人関係のトラブルがあり，まだ会ったこともない相手にネットで相談し孤独感，不安感が軽快したと感じるような経験をするとこのタイプの依存にのめり込む。実際の対面での交流が少なくなりネット上のみの人間関係を重視してしまう危険性がある。

❷情報ツールタイプ

　知識や情報を得たいという欲求からネットを利用するタイプ。趣味や興味に関連した情報収集にいつの間にかはまっているタイプ。ネットオークションやネットショッピングの強迫買いや強迫的コレクションにはまり，依存状態になると経済的な問題は犯罪ともつながってくる可能性もある。

❸ゲームツールタイプ

　オンラインゲームにはまってしまうタイプ。ゲームそのものがもつ緊張感や達成感を求めるだけでなく，ネット上で対戦したり，成績のランキングが公開されることで得られる優越感にのめり込むことも多い。

　ネット依存の問題点は，対人関係が希薄になり，現実世界への無関心を助長することや長時間のネット使用による生活の乱れも看過できない。遅刻や成績の低下，不登校が起きやすくなる。睡眠不足や不規則な食事は心身の健康に多大な影響を与え，頭痛，視力低下，不安，うつ状態に陥りやすい。ネットによって落ち込みなどのストレス解消をしていくと，感情の自己制御や現実世界でのストレス解消法が獲得できなくなってしまう。

　ネット依存になりやすい傾向はもともとパソコンやゲームが好きなタイプやマニュアルを好む人，人づきあいが苦手で対人緊張や劣等感の強い人といわれている。

　子どもがネット依存にならないためには，使い方を決め時間を守るように指導し，バーチャルの世界ではない現実世界でのストレス解消法や気分転換を積極的に進めることが必要である。

### d．薬物依存（主として脱法ハーブ）

　細かく刻まれた植物片がハーブと称して主として若者間で流通している。外見は植物片であるが，この中に天然には存在しない合成された化学物質「薬物」が含まれている。これを巻きたばこやパイプで吸引すると，興奮したり幻覚などの精神症状が発現し，時には吐き気や呼吸困難を起こす。販売する側は合法ハーブと呼んでいるが，実は人体に悪影響を及ぼす

薬物が混在している脱法ハーブである。脱法ハーブは2006年頃ヨーロッパでの流通が初めて確認され，2009年には世界各国で乱用されるようになった。意識障害や呼吸困難を起こす例が報告され，脱法ハーブの分析を行ったところ，大麻と類似した作用をもつ「合成カンナビノイド」が発見された[22]。

　脱法ハーブは，陶酔感や多幸感ばかりでなく，吐き気，呼吸苦，けいれんが生じ救急搬送される例，極度の不安や焦燥感，過剰な興奮から自己コントロールできなくなる例などが報告されている。

　日本中毒情報センターが2011年に把握した調査では，搬送例は14例である。いずれも吸煙の直後から3.5時間以内に医療機関を受診しており，有害作用の発現がかなり早いことがわかった。症状は意識障害や精神症状ばかりでなく，ショック状態1例，けいれん5例，頻脈11例，散瞳7例である。2～4日の入院が必要であった例は10例であった。覚せい剤や麻薬であれば，尿中の物質を測定し，薬物を特定しこれにあった治療をほどこすことができるが，合成カンナビノイドを検出できる薬物キットがないため，適切な対応ができず2012年には脱法ハーブ吸引による死亡例があった。

　有害事象が出ない場合は興奮や陶酔感となり，繰り返し使用するようになり薬物依存が形成される。薬物依存となると「誰かに襲われる」などの幻覚が生じ他人に危害を与える可能性も出てくる。

　児童，生徒が好奇心から脱法ハーブ吸引に至らぬように，家庭や学校で正しい情報を子供に伝えることが必要である[23]。

　東京都の調査によると，脱法ハーブを販売する店舗は2009年までは，2店であったが，2010年では17店，2011年では93店となり，14都道府県で合計142店舗となった。2012年3月の時点で29都道府県で389業者となり，全国規模で拡大していることがわかる[24]。

# 2 メンタルヘルスの問題を抱える児童・生徒の環境要因

## 1. 家庭の問題

　本人が精神的に安定して過ごせる雰囲気の家庭であれば，学校でのストレスも緩和されるであろうが，子ども自身の安心感が脅かされる環境の場合は，子どものメンタルヘルスに影響が出ざるをえない。具体的には，虐待やネグレクト，過度の放任，親の病気や家出，離婚や離別などが挙げられる。親が失業し，親の無気力感や自己否定感が子どもに影響する場合もある。

　核家族の時代が当たり前になり，親の不調を祖父母が支える場合はまれで，父母の経済的な状況や心身の状態がダイレクトに子どもに影響する。

## 2. 対人関係やそのトラブル

　学校内でのいじめは，最もメンタルヘルスに影響する。子どもの表情が急に暗くなったり，完食していたお弁当を残すことが続いたり，制服が汚れているなどの事象は危険信号である。

　現在いじめを受けていなくても，過去にいじめの体験がある場合は，否定的な対人観につながり，同世代とのコミュニケーションに不安要素があり，ひきこもりや，不登校へ進んでしまう場合もある。

## 3. 挫折体験

　兄弟数も少なくなり，過保護に育てられる子どもも多い。家庭内でのしつけも甘くなり，叱られる体験が少ない子どももまれではない。このような環境の子どもは学校での小さな叱られ体験が大きな挫折体験となり，学校へいくモチベーションが下がる場合もある。

## 4. 学業不振・学習意欲の低下

　勉強がわからないことや，授業中に教師の質問にうまく答えられないことが，さらなる学習意欲の低下につながり，不登校の要因となる場合もある。
　質問に答えられなかったことが，とてつもなく大きな挫折体験ともなりうる。

## 5. ネットやゲーム

　たとえ学校に行かなくても，携帯電話やパソコンがあれば，未知の世界とすぐにつながり，不特定多数の人々とバーチャルな世界で交流できてしまうため，不登校や引きこもりであっても飽きずに過ごせてしまう。
　ネット上には新しいゲームが次々に登場するため，ストレスから逃避するには格好の手段となってしまい，ネット依存，ゲーム依存に移行していく場合もある。

## 6. 学校との相性

　特に私立の場合には，子どもの性格と学校の雰囲気や教育方針が本人と合わないこともありうる。

　メンタルヘルスの問題を抱える児童，生徒の心理社会的要因の背景には，上記の一つひとつではなく，複数の要因が複合的に絡んで生じることが多い。
　心理社会的要因に由来する問題であっても，精神症状がみられる場合にはメンタルヘルスの専門医に相談することが望ましい。

# 3 メンタルヘルスを担うスタッフとその役割

## 1. 校長・教頭[25]

　学校でのメンタルヘルスの問題に対応し適切な対処をするためには，学校の組織を円滑に機能させる必要がある。このためには，校長や教頭の指導力は不可欠である。校長や教頭は報告を受けるだけでなく，自ら問題となっている現場状況を把握したり，校内の委員会に参加し，全教職員の理解のもとに問題の早期発見，早期解決に努めなければならない。

　子どものメンタルヘルスの問題は学校だけで解決できるものではないので，家族とも連絡を取り合い，適切な対応を模索していくことも必要である。

　子どものメンタルヘルスの問題に直接対応している養護教諭や保健師との連携は常に密にしておく。

　以下は文部科学省が提唱する校長・教頭の役割のポイントである。

・メンタルヘルスの理解を深める。
・心の健康問題の対応に当たってリーダーシップをとる。
・メンタルヘルスの理解と対応に関する校内研修を実施する。
・教職員や保護者が管理職に相談しやすい，人間関係つくりに努める。
・教職員，保護者，学校医等との連携を図り，信頼関係の確立に努める。
・養護教諭がその役割を十分果たせるような校務分掌に位置付ける。
・校内組織(教育相談部等)が有効に機能できるように体制の整備を図る。
・教育委員会や地域の関係機関等と適切な連携が図れるネットワークつくりに努める。
・対応策に当たっての決定権を持つ。

## 2. 学級担任[25]

　学級担任は，毎日児童，生徒と接しているためメンタル不調を最初に気づく可能性が高い。問題を詳細に把握するためには，当該子どもにかかわ

る情報収集と関係者（家族も含む）との情報交換により，多角的客観的な理解が必要である．何か起こってからではなく，日ごろから保護者との信頼関係を築けるような努力が求められる．

　以下は，文部科学省が提唱する担任の役割のポイントである．
- メンタルヘルスに関する基本的な知識の習得に努める．
- 朝の健康観察や授業時間，休み時間，給食・昼食の時間，放課後の活動などにおいて，子どもの表情，言葉，身体，行動や態度，人間関係等に現れたサインをとらえるため，きめ細かな観察をして心の健康問題の早期発見に努める．
- 問題のある子どもだけではなく，すべての子どもについて理解するよう努める．
- この子はいつも○○な子だからという先入観にとらわれず，様々な視点から子どもを見るように心がける．
- 保護者及び子どもが担任に相談しやすい人間関係つくりに努める．
- 養護教諭をはじめ，関係者と連携しながら組織的に対応する．
- 養護教諭と相互に連携して健康相談，保健指導を行う．

## 3. 養護教諭[25]

　養護教諭は，直接，メンタルヘルスの問題を抱えている子どもに対応していることが多く，保護者からの相談や他の教諭からの相談も受ける立場であり，学校のメンタルヘルスの問題の中心的役割を果たしている．主な役割は，「いじめや虐待等の早期発見，早期対応における役割」「受診の必要性の有無を判断し医療機関へつなぐ役割」「学校内及び地域の医療機関等との連携におけるコーディネーターの役割」がある．問題のレベルにより，カウンセラー，公的機関や精神科クリニック，病院のソーシャルワーカーとの連携を活用しつつ問題の解決を図っていくことが必要である．養護教諭は，校長，教頭や他の教諭，保護者との日ごろからの円滑な関係を築く能力が求められる．

　以下，文部科学省が提唱する養護教諭の役割のポイントである．
- 子どもの心の健康問題の解決に向けて，中核として校長を助け円滑な対応に努める．
- 学級担任等と連携した組織的な健康観察，健康相談，保健指導を行う．

- 子どもの心身の健康状態を日ごろから的確に把握し，問題の早期発見・早期対応に努める。
- 受診等の必要性の有無を判断する。
- 子どもが相談しやすい保健室の環境つくりに努める。
- 子どもの訴えを受け止め，心の安定が図れるように配慮する。
- 常に情報収集に心がけ，問題の背景要因の把握に努める。
- 子どもの個別の教育支援計画作成に参画する。
- 学校ではどこまで対応できるのか見立てを明確にする。
- 校内関係者や関係機関等との連携調整等を行う。
- 医学的な情報を教職員等に提供する。
- 地域の医療機関や相談機関等の情報を教職員等へ提供する。

## 4. スクールカウンセラー[25]

　心の問題に対応するために学校に配置される心理学の専門家。臨床心理士や精神科医であることが多い。1995年からいじめ問題の対策としてスクールカウンセラーを活用するための調査研究費が文部科学省の予算のなかに計上された。

　子どもの相談，保護者や教職員の相談，教職員への研修のほか，事件・事故・自然災害などの緊急事態において被害を受けた子どもの心のケアなどを行う。

　以下文部科学省が提唱するスクールカウンセラーの役割のポイントである。
- 子どものメンタルヘルスをめぐる緊急事態への見立てを行う。
- 保護者や子どもの個別面談を行う。
- 教職員へのコンサルテーションを行う。
- 関係機関との連携に関するつなぎ役になる。
- 校内委員会（教育相談部等）に参加し共通理解を図る。

## 5. スクールソーシャルワーカー[25, 26]

　100年ほど前のアメリカの訪問教員活動が時代とともに日本にも導入された歴史があり，1995年に「スクールカウンセラー活用調査研究委託事業」が，2008年に「スクールソーシャルワーカー活用事業」が文部科学省によって開始された。学校現場に心理と福祉の視点と技術が投入されるように

なった。ただし，全国すべての公立小中学校にスクールカウンセラーとスクールソーシャルワーカー（School Social Worker：SSWr）が常駐しているわけではない。

SSWr活用事業の趣旨や職務内容については2008年の文部科学省における「児童生徒の自殺予防に関する調査研究協力者会議」のなかで説明されており，詳細は以下のとおりである。

### ❶ SSWr活用事業の趣旨

「いじめ，不登校，暴力行為，児童虐待など，児童生徒の問題行動等については，極めて憂慮すべき状況にあり，教育上の大きな課題である。こうした児童生徒の問題行動等の状況や背景には，児童生徒の心の問題とともに，家庭，友人関係，地域，学校等の児童生徒が置かれている環境の問題が複雑に絡み合っているものと考えられる。したがって，児童生徒がおかれている様々な環境に着目して働き掛けることができる人材や，学校内あるいは学校の枠を超えて，関係機関等との連携をより一層強化し，問題を抱える児童生徒の問題解決を図るためのコーディネーター的な存在が，教育現場において求められているところである。

このため，教育分野に関する知識に加えて，社会福祉等の専門的な知識や技術を有するスクールソーシャルワーカーを活用し，問題を抱えた児童生徒に対し，当該児童生徒が置かれた環境へ働き掛けたり，問題機関等とのネットワークを活用したりするなど，多様な支援方法を用いて，課題解決への対応を図っていくこととする。」

児童生徒の環境そのものに着目し，学校に限らず地域全体を支援チームと位置づけて，そのチーム構成員たちの専門性をフル活用できるように調整していくことが，SSWrの役割である。

### ❷ SSWrの主な職務内容

・問題を抱える児童生徒が置かれた環境への働き掛け
・関係機関等とのネットワークの構築，連携・調整
・学校内におけるチーム体制の構築，支援
・保護者，教職員等に対する支援・相談・情報提供
・教職員等への研修活動

❸ SSWr となる人材

「教育と福祉の両面に関して，専門的な知識・技術を有するとともに，過去に教育や福祉の分野において，活動経験の実績等がある者」とされ，社会福祉士や精神保健福祉士などの福祉専門職者や，教育経験者が採用されている。

## 6. 校医[25]

学校医や学校歯科医は，子どもの身体状況から虐待などを発見することもあり，メンタルヘルス支援についてもかかわることが少なくない。受診の必要性の有無や地域の医療機関とのつなぎ役としても重要である。

以下は，文部科学省の提唱する校医の役割である。
・子どものメンタルヘルスについて医療的な見地から学校を支援する。
・学校と地域の医療機関等とのつなぎ役になる。
・健康診断等から，児童虐待等の早期発見に努める。
・専門的な立場から健康相談，保健指導を行う。
・学校保健委員会に参加し，専門的な立場から指導・助言を行う。

## 7. 教育委員会[25]

都道府県，市区町村におかれる多様な属性をもった複数の委員による合議制の執行機関である。2011 年 5 月現在，47 の都道府県教育委員会，1,742 の市区町村教育委員会，89 の一部事務組合教育委員会が存在する。

教育委員会が中心になり，学校，保護者，地域の保健福祉部局，医療機関等を構成員とし，心の健康問題に取り組む組織体制づくりの推進が求められている。事件，事故や自然災害の発生に備えて日ごろから子どもの地域レベルでの心のケアの支援体制づくりの確立に努める必要がある。

以下は文部科学省が提唱する教育委員会の役割である。
・物的条件の整備（設備）を行う。
・人的体制の整備を行う。
・教職員等の資質向上のための研修会等の開催を行う。
・学校現場の実情を詳細に把握し，指導助言を的確に行う。
・啓発教材の作成を行う。
・市町村レベルの組織体制つくりを行う。

## 8. 地域資源

　学校関係者のみで心の健康問題を解決していくことは困難であることもあり，地域資源の活用も必要である。地域にある関係機関を活用することも解決に役に立つ（表4）。

表4　心の悩みの内容に応じた相談機関（地域社会の主な関係機関など）

| 機関 | 主な相談内容 | 関連法規 |
| --- | --- | --- |
| 教育センター，教育委員会所管機関 | いじめ，ひきこもり，不登校，セクシャルハラスメント，体罰など | なし |
| 児童相談所，児童相談センターなど | 養護相談（虐待相談など），心身障害相談，非行相談，育成相談（不登校，性格や行動の問題），ひきこもりなど | 児童福祉法，児童虐待の防止に関する法律 |
| 精神保健福祉センター | 精神保健および精神障害者の福祉に関する相談，精神障害者保健福祉手帳の交付 | 精神保健及び精神障害者福祉に関する法律 |
| 発達障害者支援センター | 発達障害に関する相談，就労相談など | 発達障害者支援法 |
| 保健所，保健センター | うつ病，ひきこもり，アルコール問題，思春期の健康相談，エイズ相談など | 地域保健法 |
| 警察 | ストーカー被害，児童虐待，いじめ問題の相談など | 警察法，犯罪被害者等基本法 |
| 配偶者暴力相談支援センター，女性センター（対象は被害者とその家族） | 配偶者からの暴力の防止や被害者やその家族の保護を図るための相談や相談機関の紹介，被害者や同伴者の一時保護など | 配偶者からの暴力の防止及び被害者の保護に関する法律 |
| 家庭裁判所 | 非行などについての対応の仕方，夫婦関係や親権の問題など | 裁判所法 |
| 電話相談（いのちの電話等） | 特に相談内容の制約は | なし |
| 特別支援学校 | 特別支援教育に関する相談 | 学校教育法 |

＊文部科学省：教職員のための子どもの健康観察の方法と問題への対応，文部科学省，2008[25] より引用

## 9. 心の健康問題の組織的な対応の進め方（図1）

学校での心の健康問題に対しては，組織的な対応が求められている。
以下は日本学校保健会によりまとめられた進め方のフローチャートである。

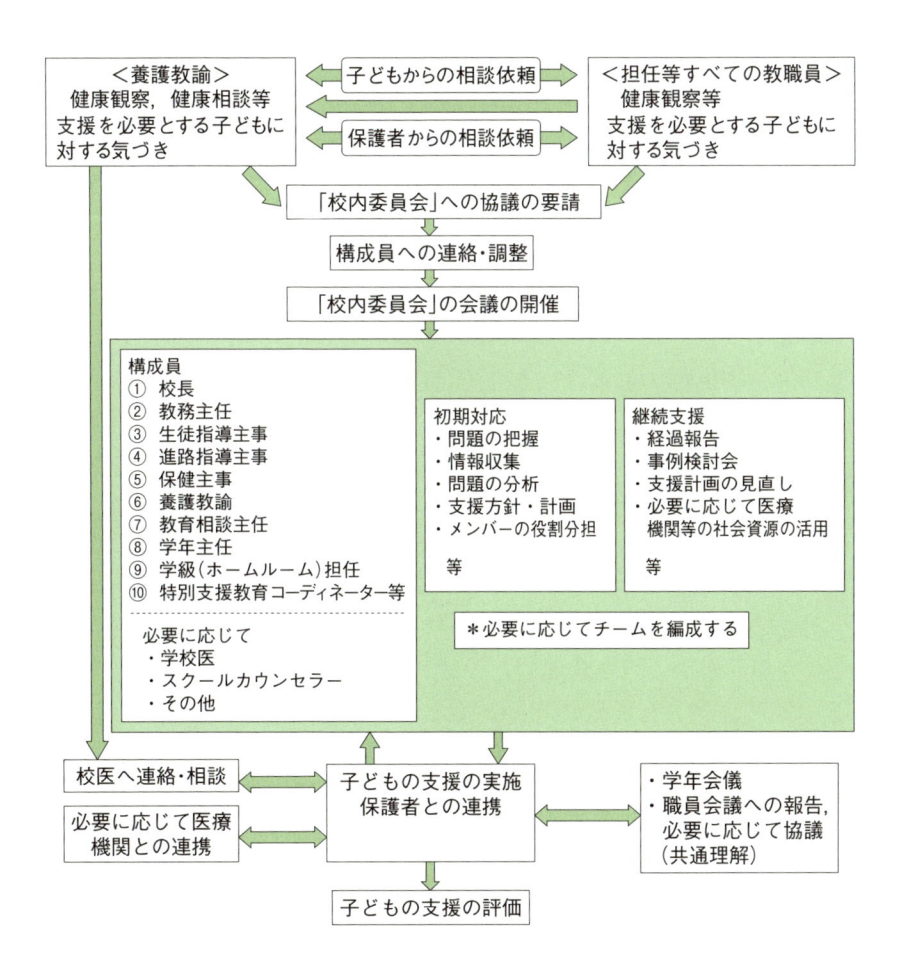

```
<養護教諭>                    ←  子どもからの相談依頼  →    <担任等すべての教職員>
健康観察，健康相談等                                         健康観察等
支援を必要とする子どもに      ←  保護者からの相談依頼  →    支援を必要とする子どもに
対する気づき                                                 対する気づき
                    ↓                              ↓
                    「校内委員会」への協議の要請
                                ↓
                        構成員への連絡・調整
                                ↓
                    「校内委員会」の会議の開催
```

構成員
① 校長
② 教務主任
③ 生徒指導主事
④ 進路指導主事
⑤ 保健主事
⑥ 養護教諭
⑦ 教育相談主任
⑧ 学年主任
⑨ 学級（ホームルーム）担任
⑩ 特別支援教育コーディネーター等

必要に応じて
・学校医
・スクールカウンセラー
・その他

初期対応
・問題の把握
・情報収集
・問題の分析
・支援方針・計画
・メンバーの役割分担
等

継続支援
・経過報告
・事例検討会
・支援計画の見直し
・必要に応じて医療機関等の社会資源の活用
等

＊必要に応じてチームを編成する

・校医へ連絡・相談
・必要に応じて医療機関との連携

子どもの支援の実施
保護者との連携

・学年会議
・職員会議への報告，必要に応じて協議（共通理解）

子どもの支援の評価

図1　心の健康問題の組織的な対応の進め方
　＊（財）日本学校保健会：子どものメンタルヘルスの理解とその対応．日本学校保健会，2007[27] より引用

# 4 学校メンタルヘルスにおける薬物療法・心理療法の役割

## 1. 薬物療法

　メンタルヘルスの領域には，統合失調症のように薬物療法が奏功する病態もある。若年者に対する薬物療法を否定する風潮もあろうが，服薬により学業や日常に支障なく生活できるのであれば，薬物療法は本人の生活の質を高めるために重要な役割を果たす。実際に子どもに薬物を用いるときには，薬の効果と副作用や不利益を検討し，本人と保護者に十分な説明を行う必要がある。

　薬物療法を開始する前に（もしくは同時に），医師と子ども本人の信頼関係が構築されていることと，心理社会的な環境の調整が不可欠である。子ども本人が困っているのは日常生活の場面であり，この場面で学校，家庭などの周囲の人々も困っている可能性があるためである。薬物のさらなる効果を引き出すために，環境調整と服薬のタイミング指導は不可欠である。

　心の病はさまざまであっても，子どもが学校へ行く不安を訴えることは少なくない。このような状況のときに，登校前に抗不安薬を少量服用することで，緊張がとれ登校が可能となることもしばしば経験する。また，ネットやゲームがやめられず，就寝時間が朝型となり，学校へさらに行きにくくなる子どもたちの増加の問題もある。このときに，治療者は，親と子どもの同席診療のなかで，子どものストレス対処や気分転換としてゲームをしたくなる気持ちを受容しながらも，何とかならないかと思っている親の気持ちも代弁しながら，起床に支障ないゲームの時間帯を決めていく。睡眠リズムの改善を狙う目的で，夜型の子どもに抗不安薬や睡眠薬を処方することもあるが，上記の調整を行わずしては，かえってリズムが乱れてしまう。

　一般に薬物を処方する場合には最初は少量から始める。少量では効果は

期待できないが，副作用が作用以前に出現することもあるため，まず持続して服薬できるかが重要である．薬は漫然と処方を続けず，症状を診ながら減量や中止を行い，慎重に断薬していく．

薬物療法は，子どもの場合，少量で功を奏すこともあるが，子どもの薬物療法の研究は少なく医師個人の臨床経験に委ねられており，今後はこの領域のエビデンスが待たれるところである．

参考までに田中[28]による子どもへのメンタルケアとしての薬物療法の問題点を記す．

・使用される薬物が保険適応外からの選択となりやすい．
・精神科の薬物の薬理作用と症状の関係を十分説明しにくい．
・選択，処方の最終責任は医師個人に委ねられる．
・薬物のガイドラインがない．
・薬物の使用に非常に消極的となる場合と，過剰，多剤併用処方となる場合もある．
・治療の意志決定が，本人（子ども）となりにくい場合がある．
・使用における副作用，長期使用における影響などの情報が不足している．

児童の場合には，家族が服薬管理をすることが望ましい．比較的長期にわたり服薬が必要である場合には，保護者は学級担任，養護教諭に知らせ，服薬が中断しない工夫も必要である．

薬物療法が効果的な主な精神障害は以下のごとくである．

・統合失調症
・双極性障害
・うつ病
・パニック障害
・強迫性障害
・ADHD

## 2．心理療法

心理療法とは，日常生活のなかで人の心を成長させ，癒し，かつ関係性をよくするような行動を取り出し理論的に体系化したものである．

さらに人は誰しもかけがえのない独自の存在として対応されることを求めている．大人と同様，子どもの心理療法でも子ども一人ひとりの状態に

応じてどのような支援をしたらよいのか個別的に対応して行う。薬物療法が非常に効果的な疾患であっても、情緒的な支援（心理療法）をすることで人間関係の円滑性や学校などに適応する力が増強される。

村瀬[29]は、子どもの心理療法の特質として、行動上の問題解決や症状の消腿を図るばかりでなく、心身の成長や学習、社会化も併せて保障していかねばならず、心身の機能が未分化で自我も発達途上にある子どもへの心理的支援を行う際の留意すべき点を以下のごとく指摘している。

- 子どもは生きづらさが精神的なものであるという自覚が少なく、いわゆる病識を欠きやすい。周囲の大人の判断により治療が求められることが多く、子ども自身の治療理解、治療意欲があいまいで乏しい場合が多い。
- 身体症状や習癖が現れやすく、大人に比べて症状は不安定であり、大人の分類を当てはめるのは適切ではない。類型化してこと足れりとする見立てではなく、問題の背景を十分に捉えた生物・心理・社会モデルのアプローチが望まれる。
- 交流の手段として言語ばかりでなく、行動も含まねばならない。
- 心身ともに成長途上にあり、環境の影響を受けやすい。

子どもへの心理療法を行う際には、親への配慮も重要である。子どもとの心理療法の過程で親批判が強くなってしまわないように注意が必要である。子どもから見ると親が悪者になっていることも多々あるが、親も何とか子どもが抱えている問題を解決しようと努力しており、子どものことで常に気持ちが休まらないことなど、親の心情や立場への配慮も忘れてはならない。

子どもは自分の悩みなどを言語化しにくい場合もあり、このときはプレイセラピー（遊戯療法）や箱庭療法などを行う。

子どもにとってももちろん、心理療法の目標はある。主訴や日常生活上の支障を軽減するという現実対症療法的なものから、主訴の背後にある心理・社会的要因を探り、パーソナリティーの変容や、自我の成熟を促すなど、さまざまな段階がある。治療目標は、心理療法の経過のなかで変化することも多々ある[29]。

子どもは、日々心身ともに成長していることを念頭におきながら、心理療法は柔軟性をもって、保護者の理解と協力を得ながら行われていく。

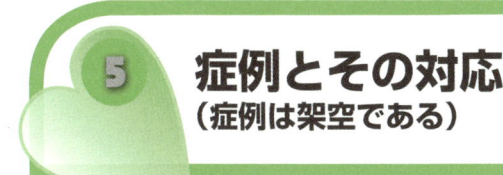

# 5 症例とその対応
（症例は架空である）

## 1. 摂食障害（神経性無食欲症：制限型）

主訴　食べると気持ちが悪くなるので食べられない。食べるのが怖い。
14 歳　中学 2 年　女性
家族　父（会社経営）50 歳
　　　母（夫の会社手伝い）36 歳
　　　兄弟はなし

### ❶ 起始および経過

13 歳 3 月（春休み）：145 cm，45 kg，初経 12 歳 6 ヵ月

小学校を卒業し春休みとなった。自分では少しポチャッとしてきたと感じていたところ，親友も同じ悩みをもっていたので，中学生になるまでにお互いに少しやせてきれいになろうと約束した。親友は公立の中学に進学予定で，本人は自分で決めた私立の進学校であった。春休み 10 日後，久しぶりに親友に会い，2 kg やせたと報告を受けた。自分は何もしていなかったので，内心あせった。その日は，遊園地で一日中遊んだが，親友がやせて大人っぽくなっているようでうらやましく思った。翌日から，白米や魚，肉をいっさい食べず，野菜中心の食事に変えた。母は，「成長期なので，いろいろなものを食べないといけない」と注意はしたが，本人の決意は固く頑固に偏った食事を続けた。

4 月（中学 1 年）：通学に 60 分かかり時間的な余裕もなく朝食はパックジュースのみとなった。部活は運動量が多いと考えたサッカー部にした。自己流のダイエットは持続し，お弁当は野菜サラダのみとした。月経は止まった。

5 月連休後：145 cm，40 kg

面白いようにやせていくので，快感となっていった。

6月：体育祭の練習中に，立っていられなくなり保健室で休んだ。自分では，ダイエットしてやせた証拠だと考え，立っていられなかったことを肯定的に考えた。このころから部活で走りこむことができなくなり，部活のコーチから部活見学を指示された。学校の体育の授業もついていけず見学する日が多くなった。
　母は，娘がどんどんやせていき，月経が止まってしまったことを心配し無理やり母同伴のもと，婦人科を受診した。婦人科医から，まず心の安定と体重増加が必要なので，心療内科を受診するように言われた。母は娘が心の問題を抱えているなど想像もしなかった。本人もかたくなに受診を拒否したため，母はしばらく様子をみるしかないと考えた。満員の電車通学もきつくなり，やむをえず遅刻などが増えていった。
　6月下旬の校外学習（登山）は，父母の判断で参加を中止した。
　7月：145 cm，33 kg
　担任から父母に，体重減少が激しく，授業中も集中力が低下してきているため，医師受診を強く勧められた。本人はまったく食事に興味がなくなり，飲まず食わずの日々も散見されるようになった。
　7月下旬：父母は，本人が不本意の受診はできるだけ避けたいと思っていたが，日々衰弱していく娘をみて父母付き添いのもと，心療内科を受診した。
　受診時145 cm，29 kg　医師から「このままでは，生命的な危機にもなりかねないので，入院が必要である」とアドバイスを受けたが，本人は拒否。医師から学校へ行くことができる身体の状態ではないので，ドクターストップで体重が32 kgになるまで登校禁止となった。学校を休むことは一番本人にとってきついことであったため，渋々この条件を納得した。医師からみると本人は無表情で能面のようであった。
　部活の先生がこの時点で唯一信頼できる大人である可能性が高いため，部活の先生に主治医と父母から時々本人とのメールの交換をお願いした。
　8月：食生活はすぐに改善せず，野菜のみの日々が続く。母は，このまま成長が止まり月経がなくなってしまうと，将来結婚できなくなってしまうことを心配し，娘にもこのことをしばしば言うようになった。
　不本意ながら毎週母と心療内科外来に通った。診察時は，本人と医師の面談と父母と医師の面談の2通りの外来を行った。医師との面談で本人はほとんど話さず医師の質問にYes，Noで答えるのみだった。

部活の先生からも食事摂取の重要性を時折メールや電話でアドバイスしてもらった。

8月下旬：145 cm，32 kg

本人は，どうしても学校に行きたいため，医師との約束である 32 kg まで体重を増加させた。相変わらず外来ではほとんど自分からは何も話をすることはなかった。部活の先生とのメール交換は励みになっているようだった。

9月中旬：父母の希望で，父と母が別々で医師と面談することになった。

父の発言：父は幼少時に父母が離婚し，父方の祖母に育てられた。兄弟はいない。経済的にも厳しかったため，勉強はできたが大学は断念した。出版社に就職し，雑誌の編集にかかわり，興味をもって仕事ができていた。40歳で独立。小さな出版社であるが，社長となった。妻は社長秘書だった。子どもには最高の教育を受けさせたいと考えており，小学校から塾やピアノなど習い事をさせていた。自分ができなかった家族旅行やイベント（クリスマス，お誕生日会など）も豪華に行ってきた。父は東大に進学させたいと常に娘に言っており，娘も父の期待に応えてよく勉強していた。しかし，娘の進学した中学は大学まであり，娘が私立の4年制に進学することを残念に思っていた。そのため，父は中学入学後も高校受験と塾通いを勧めたが，娘は部活に専念したいので，拒否していた。

母の発言：中学生のときに母が病死。その後すぐに父が交通事故で死亡。母方の祖母に育てられた。兄弟はいない。高卒後，出版社に入社，上司（のちの夫）が独立するときに，社長秘書として転職し，その後結婚した。職場と家庭で常に夫と一緒で，夫は年上であり，かつ上司でもあり，夫に意見することはほとんどできず，経済的には恵まれていたが，何を買うにも夫の了解が必要な毎日のため，つらいと感じる日もあった。娘は唯一の希望であり，塾の送り迎えなど一生懸命やることに生きがいを感じるようになっていた。

母は娘が希望の中学に入学したことが娘にとってよかったと思っていたが，言葉に出すことはできずにいた。

その娘が，食事をとらなくなり，月経がなくなり，結婚ができなくなってしまうのではないかと考えるとおかしくなりそうだった。とにかく月経がきてほしいと強く願っていた。

医師は父母の成育歴などから，娘に対しての過剰の期待を理解し，娘も

これに応えていたが，父の希望と異なる中学に進学したことから，徐々に父と娘の関係が円滑にいかなくなったことを推測した．母は夫に意見を対等に言えないため内心は進学を喜んでいたが，娘からみると父母ともに自分をわかってくれないようだとの気持ちとなっていったのではないかと考えられた．

10月下旬：145 cm，32 kg

32 kg 以上に体重が増えないように本人はコントロールしているようだった．

家でもほとんど本人は父母と話をしなくなってしまったため，外来で時折医師，本人，父もしくは母との三者面談を行い，父母の気持ちを本人に伝えていくこととした．

母は三者面談で，夫に対して言えなかった自分の気持ち（今の中学でも十分よいことなど）も吐露するようになった．本人は特に発言せず聞いているのみであった．

11月中旬：145 cm，32 kg

三者面談での母の発言：月経が来ることを願っていたが，母としては，月経が来なくても身長が伸びなくてこのままでも娘は娘．大事な娘である．娘が好きなように生きていくことが娘の幸せで，娘の幸せは自分の幸せである．学校も娘が好きなところであれば東大でなくてもどこでもよいという．

以後も，基本的には本人から積極的に話すことはなかったが，医師との二者面談時に喜怒哀楽の表情の変化が感じられるようになった．

14歳（中学2年）4月：146 cm，35 kg

体重は 35 kg と増えてきた．まだ食事に対するこだわりが強い状態であるが，父母とは，徐々に話ができるようになった．部活は体力が回復するまでマネージャーとしてかかわることになった．日常の生活には特に支障はなくなった．

外来受診は継続している．月経はまだないが，体重が徐々に増加してきているので，婦人科医と連携していく予定である．

外来では時折，父も含めた四者面談も施行中である．

### ❷ 摂食障害　若い患者の特徴

摂食障害は，やせ願望が強く食行動では過食とその後の嘔吐を伴う，神

経性大食症が圧倒的に多数を占める。しかし，小学生や中学生の若い年代では，この症例のようにやせ願望が目出たず，過食や嘔吐でなく，いわゆる食事制限（拒食）型となって発症することも少なくない。さらに，この年代では，感情を言語化することが難しいことが多々あり，真意を理解することが厳しい場合もある。

　このような症例の場合には，父母面談や学校の担任などの情報が不可欠である。摂食障害の患者は，どの年代でも病識に乏しく，医師や治療を勧める父母に対してネガティブな意識を持つことが多い。このとき，患者にとって信頼できる大人が存在することは意義がある。症例では，部活の先生が，医師や父母と本人の緩衝として働いたといえる。たとえば食事摂取の重要性を伝えるにあたり，初期は医師の言葉は患者にとって，意味がない＝聞きたくない場合がほとんどであることが多いからである。

## ❸ 神経性無食欲症（制限型）治療や予後

　症例は，父母が積極的に治療にかかわり，早期の段階で父母の成育歴などが把握でき患者の力動理解にプラスとなり，医師，本人，父および，または母との三者もしくは四者面談に役立てることができた。実際は，この過程に至るまで年単位の時間を要することのほうがはるかに多い。身体的には，体重の増加をはじめとする正常な成長曲線の獲得や月経の再来は，成長期の患者にとって重要であるが，ある程度患者自身が納得したかたちでの体重増加でないと，すぐに体重減少となるため，強制的な行動療法的な体重増加には注意が必要である。

　思春期後期や成人の摂食障害には，認知行動療法なども有効であるが，年齢が若いグループの場合には感情の言語化の困難さもあり，個々の症例に合わせたアプローチが必要である。

　摂食障害そのものに有効な薬物はないが，対症療法的には抗うつ薬を使用することは成人例には多い。しかし，若い年代の摂食障害には薬物療法的アプローチは積極的には行わない。病識に乏しいため，薬物療法が効果的に働くことは少ないからである。

　食事摂取にある程度抵抗がなくなり，体重が増加し，月経が再来し，日常生活に支障がなくなるまでには数年～十数年の歳月を要することもまれではない。

若い年代で発症する場合は，成長期であるため，治療のタイミングを逸すると身体的に低身長，骨粗鬆症などさまざまな支障が残ってしまうこともあり，予防教育も必要である。

## 2. 身体表現性障害（身体化障害）

主訴　頭痛，腹痛，下痢
13歳　中学1年　男児
家族　父　45歳（教師）
　　　母　40歳（専業主婦）
　　　弟　2歳

### ❶ 起始および経過

小学6年6月：成績がよくて学級委員に低学年から選ばれているような優等生であった。ただし体育は苦手であった。公立小学校6年の1学期の授業参観日に，先生から質問されたことに答えられず恥ずかしい気持ちでいっぱいになって以来，同級生やその親が，自分のことをどうみているのかを考えるようになり不安であった。授業参観日には父母は法事で欠席であり，本人いわく恥のエピソードは父母は知らない。公立の中学に進学するつもりであったが，ほとんどの同級生と同じ中学になってしまうため，父母に私立中学受験を申し出た。父母も特に反対はせず応援してくれた。小学6年12月以降は，受験体制のためほとんど学校にはいかず塾通いで過ごした。本人は，同級生と会わずにすむため不安はむしろなく，勉強に専念できた。

小学6年2月：第一志望の私立男子校に合格。

中学1年4月：入学式では以前の小学校の同級生が一人もいなくて安心した。

授業の前に学力テストが施行された。春休みは，小学校の勉強の復習をしておくようにと学校からいわれていたが，気にしていなかった。

担任から，学力テストの結果についてのコメントがあった。担任は「よくできていない人はしっかり復習するように」といったが，自分にむかって言われているようできまりが悪く感じた。

体力測定で50m走があり，クラスの最下位となり落ち込んだ．同級生は何も言わなかったが，本人はプライドが高いため落ち込みが激しかった．

公立小学校では，女子もいたので，体育は女子で自分よりできない子がいて安心していたが，ここでは女子はいないということにも気づいた．

同級生に自分のマイナスイメージをもたれたような気になっていた．

5月連休後：連休は家でゲーム三昧ができた．連休明けの登校時，頭痛となる．頭痛はほとんど経験したことがないため，心配になり学校を休み医師を受診した．脳の検査をしたが異常なし．風邪と診断された．翌日も頭痛はあったが，前日より軽いレベルであったため登校したが，授業中に頭が割れるような痛みとなり，早退した．1週間の大半は頭痛に悩まされていた．遅刻や早退が増えた．さらに外出しようとすると腹痛を伴う下痢となり，蕁麻疹もでるようになり夜かゆくて眠れない日々が続いた．内科，皮膚科を受診したが，医師から特に器質的には異常がなく，精神的な要因の可能性を指摘された．教師である父は息子が精神的なことで体の症状が出ていることへの失望感を露骨に表した．

当事者である本人は精神的には強いほうと自覚していたので，医師の言葉を疑っていた．前日の夜は明日こそ学校に行こうと思うが，起床すると気持ちは登校したくても頭痛，腹痛，下痢となり休むしかない状態であった．

登校できる日も何らかの不調があり，保健室で休むことも多くなった．

保健室の先生（養護教諭）から「具合が悪くても保健室で休めばよいので，できるだけ登校しましょう」とのアドバイスを受けていた．また，保健室の先生には小学校時代のことなど話すことができるようにもなっていた．

2期制のためテストは7月に1回のみであり，テストは保健室で受けてよいとの許可が出た．

7月：症状は，よくなったり悪くなったりしていた．保健室の先生から，知り合いの心療内科医の受診を勧められた．父母と相談し，母と本人で受診した．

医師から，不安という気持ちが体の不調として現れている可能性があるといわれた．自分では，精神的に強いと思っていたが，よく考えると些細なことをすごく気にすることや，他人がどう自分をみているのかとても気になってしまう性格であることに徐々に気づいていった．抗不安薬の少量を登校前に服用となった．薬で解決できるとは思わなかったがお守り代わりと考え服用を開始．

頭痛，腹痛などの痛みは軽くなったような感じがした。あと少しで夏休みということもあり，多少の不調でも薬をのみながら，時々保健室で休みながら7月は休まず登校できた。

夏休みの期間は特に不調なく，家族と旅行などできていた。父は，息子が薬を服用しながらの登校には違和感を感じていたが，学校に行けるようになったことは評価していた。

9月：学校が始まると再び頭痛，下痢などが出現したが，服薬しながら登校にトライした。興味があった天文部に入部し仲間もできた。運動が苦手な同級生や先輩もいることがわかり少し安心した。

12月：薬を飲まなくても登校できる日々も出てきた。心療内科は通院中である。

### ❷ 解説と対応

身体表現性障害のうち，体の症状を訴えるタイプが身体化障害である。症状はほとんど複数であり，さまざまな科を受診し，異常なしと医師から言われ本人は納得いかない場合もある。元気であるはずの中学生や高校生であっても自覚的には体調がすぐれず学業に支障が生じてしまう。身体症状が器質的には異常なしといわれても症状が持続するため，不安も伴うことが多々ある。また，不安は症状に対する不安でなく，現在の自分自身を取り巻く心理・社会的要因からくる潜在的な不安である場合もある。症例のように，抗不安薬を登校前に服用することが一つの契機になり回復への第一歩となることもある。

## 3．身体表現性障害（転換性障害）

主訴：頭痛，耳鳴り，吐き気，音が聞こえない
17歳　公立高校2年　女性
父　45歳で病死（本人が15歳のとき病死）
母　40歳（会社員）
姉　20歳（会社員）

## ❶ 起始および経過

　高校2年9月：進路を決める時期となった。父亡き後，母が一家を支えてきた。

　父は知人から借金をしており，この返済も一家を圧迫していた。

　姉は大学に進学を希望していたが，経済的な事情で断念した。本人は化学に興味があり，薬学部志望であった。成績は上位であり，国立大学に合格できそうであったが，経済的なことを考えると姉や母に進学のことを言い出せずにいた。

　進学校であり，すべての生徒が大学進学を希望していた。

　思い切って，姉に薬学部受験を相談した。姉は，「薬学部は6年かかり，理科系の大学は授業料も高く，国立大学に進学しても地方に下宿しなければならず，現在の経済状況だとほとんど無理である。とりあえず就職して自分で大学の資金をためてから受験するしかない」と。母は遅くまで仕事で，進学を相談する機会もなかった。姉には就職すると答えた。

　担任との面談では，家の事情は言わず理科系に進学希望と伝えた。

　10月：後期のクラス分けを決めるテストの最終科目数学のときに，頭が締め付けられるような頭痛が出現。徐々に耳鳴りもしてきて周囲の音がボーっと聞こえる感じになった。このテストを受けないと今までのテストがすべて無意味になってしまうようで，吐き気をこらえながら受けた。テストが終了するころには症状は軽快したが，音が聴こえにくい感じは持続した。

　テストの結果は，不本意ではあったが，上位のクラスに入ることができた。担任から具体的な志望校についての面談が必要といわれたが，ごまかしていた。

　11月：理科系進学クラスの授業が始まった。姉や母には進学のことは一切話していないため，家ではできるだけ2人と接しないようにした。

　担任から進路に関して面談したいと連日言われるようになってストレスを感じていた。

　昼休み，友人数名と話しているとき，突然耳がボーっとしてきた。耳閉感があり，耳鳴り，吐き気が襲ってきた。保健室へ行き休養し，早退した。このまま耳が聞こえなくなってしまう不安が強く，すぐに耳鼻科を受診した。耳鼻科で聴力検査をしたが特に異常なし。耳鼻科医は，メニエール症

候群かもしれないとのことで，数種の薬を処方した。耳鳴り，吐き気は次第に軽快したが，人の声が耳の中でワンワン響く感じとなり，何を言っているのかわからなくなった。耳栓をすると安心できるので耳栓が不可欠になった。学校では，席を一番前にしてもらい，先生の声が聞こえるように配慮してもらったが，よく聞こえなかった。耳栓をとると声が大音響となり，頭痛も伴うため，授業がつらくなった。

　母や姉には耳の調子が悪いとだけ伝えていた。耳鼻科医から耳には異常がないので治療は不要といわれたが，本人はよく聞こえないし，耳栓をとると音が大きく頭で反響するので耳栓ははずせない状態であった。

　耳鼻科としてはこれ以上できないため，精神科に相談するようにアドバイスを受けた。耳栓をしていると母と姉も自分に配慮してくれ話しかけないようになったので，気分は楽だった。耳栓がなくなってしまう不安もあり精神科の受診はせず様子をみていた。

　12月：自転車のベルが聞こえず，自転車とぶつかり転倒し手足に擦り傷を負った。雑踏で人とぶつかることも増えてきた。外出が不安になり，思い切って精神科を受診した。医師は，進学の件を母と姉ときちんと相談していないことを指摘し，担任と母と本人の今後に関しての面談を行うことが望ましいとアドバイスした。将来に対する漠然とした不安で息が苦しくなることもあり，抗不安薬も処方された。2学期の終了する直前まで悩んだが，担任に相談し，進路面談の希望を出した。母，本人と担任の三者面談時，母に始めて進学の希望を伝えることができた。母は進学校なので，進学には反対をせず，むしろ公的な補助制度を使ってでも進学を応援したいと発言。姉からは進学は難しいといわれていたので，母の発言は本人にとっては驚きであった。自宅から通学できる国立大学を目指すことにした。

　冬休みは，進学できる喜びで，勉強もはかどった気がした。

　1月中旬：耳栓は相変わらずしていたが，うっとうしく感じるようになり，なくても大丈夫かもしれないとも思うようになった。聴力は，少し回復したように感じた。

　抗不安薬は，毎日ではなく不調時のみに服用となった。

　3月：ときどき耳がワンワンするが，耳栓がなくてもどうにか耐えられるようになってきた。

　春休み：耳はだいぶ聞こえるようになり，ワンワンする感じも少しずつ

よくなってきた。新学期からは耳栓がなくても大丈夫な感じがしてきた。

### ❷ 解説と対応

この症例は心の問題が突然の聴力の低下として出現した。本人にとっては、感覚器の異常であり、大変ショックなことではあるが、この異常が出ていることにより、ストレスである人々の声を聞かなくてもすんでしまうという側面もある。もちろん本人が意識して演じているわけではなく、心の防衛としての身体症状である。転換性障害の対応は、薬物療法よりも環境の調整を主とし、本人の抱える問題をどのように解決していくかが重要である。

感覚器の異常（聴力や視力の自覚的低下や失声など）は持続すると日常生活に支障が生じるため、早期の対応が予後を決める。

## 4. 強迫性障害

主訴　手洗いがとまらない
16 歳　高校 1 年生　男子
父　44 歳（飲食店経営）
母　40 歳（父の手伝い）
弟　10 歳

### ❶ 起始および経過

元来きれい好きで、部屋はいつもきちんと片付けていた。
自宅は、自営の飲食店の 2 階にあった。
小学生のころは特に心身の不調はなかった。中学は徒歩圏の公立中学に進学した。
12 月：担任から「インフルエンザが流行するので、外出後は必ずうがいと手洗いをすること」といわれた。インフルエンザにかかって薬を服用して亡くなってしまった中学生や高校生の話をニュースで聞いていたので、インフルエンザにかかることが恐怖だった。しっかり手を洗おうと決めた。
教室で遠い席の同級生が咳をしても自分の体や手にウイルスが付いた感

じがして休み時間に石鹸で何回も手を洗うようになった。ウイルスが口に入らないようにマスクも常に着用した。教科書も自分以外の人が触ると病原菌が付いた感じがするので，教科書にはすべて分厚いビニールカバーをかけて水でふいても大丈夫にした。

　1月：インフルエンザが巷では大流行していた。登校前の手洗いが何度洗っても汚いような気がして手が真っ赤になるまで洗っていた。学校に行っても授業よりも休み時間に手を洗うことばかり気になってしまい，おかしくなりそうだった。帰宅後の手洗いはさらに念入りになり，1時間以上となった。

　TV番組で，空気中には目に見えないウイルスや細菌などがたくさんあることを報道していて恐怖となった。見た目はきれいにみえても本当はとても汚い！！とさらに不潔恐怖は加速した。制服にも目に見えない汚いものがたくさんついていると思い，制服を着ること自体が苦痛になり，学校も休みがちになった。

　2月：父母の働く飲食店は自宅の1階で，夕食は1階で食べていたが不特定多数のお客さんが出入りするので，ひどく汚く感じて，食事は，自室で食べるようになった。外で元気に遊んでいる弟もばい菌で汚れている気がして，弟にも手を洗うことを強要するようになった。洗面所が常に占拠されるため他の家族に支障が生じていた。父母は当初は，心配性が強い子どもで，そのうちどうにかなるだろうと考えていた。しかし，状況は変わらず，手洗いの時間が長く，手が赤くなるまで洗っている息子に異常さを感じて担任に相談した。担任は両親の承諾のもと，校医に相談した。校医は手洗いのレベルが常軌を逸しているので，精神科医に相談することが望ましいと助言した。

　精神科受診には抵抗があったが，息子の状態はエスカレートするばかりであり，精神科受診を決意した。息子は受診に抵抗を示したが，両親の「先生に話すことであなたも楽になる」との言葉を信じて受診した。

　医師は強迫性障害と診断した。薬物療法として抗うつ薬（SSRI）が処方された。学校に行きたいが，手洗いの時間が長いため遅刻となっている現実の問題と，手洗いは本人もばかばかしいと思っていてもやめられないため，とりあえず薬を飲むことに拒否感はなかった。

　手洗いで洗面所を占領しており家族にも支障が出ているため，医師と本

人，家族で手洗いの時間を決めた。
　本人もどうしてこのようにこだわってしまうのかはよくわからないため，1週間に1度心理士とのお話の時間を設けることにした。どんなときに不安になり手洗いをしてしまうのかなど記録することになった。
　3月：手洗いの時間は30分を越えると母が注意することになった。30分でやめることは苦しかったが，その後自営業の父がいろいろ話を聞いてくれるようになり，気分を紛らわすことはできた。
　薬は少し効いているのかな？というレベルであったが，飲んでいると学校に行ける気がして積極的に服用していた。
　高校2年9月：服薬は続け心理士との対話も2週間に1回続けていた。手洗いはまだわかってはいるけれどやめられない状態であったが，我慢することはだいぶできるようになってきた。のんびりゆっくりよくなっていくとの医師の言葉を信じて毎日を過ごしている。

### ❷ 解説と対応

　本人もおかしい，理不尽と思っていてもやめられないのが強迫性障害である。症状が長期にわたって持続して，社会生活に支障が生じてからの受診では回復にも長期を要してしまうため，症例のような早期受診が望ましい。
　症例では，特に積極的な「曝露反応妨害法」（後述）は行っていないが，いつどんなときに不安が浮かび，手洗いなどの行動が出現したかなどを記録することで，自分の状態を客観的に把握し，不安感情のコントロールに役立てていた。
　**曝露反応妨害法**：「曝露」とは意図的に患者を苦手なものにさらすことである。鍵をかけた後にドアを見ないようにする，汚いと思っているドアノブやスイッチ類に触るなどのやり方である。「反応妨害」とは，本人に強迫行為をさせないことであり，ドアの鍵を確認させない，ドアノブに触っても手を洗わないという練習を繰り返し続ける。最初は不安を感じるものの，医師の指導のもとに「苦手な状況におかれても，強迫行為をしないですんだ」という経験を積むことによって不安な状況に慣れ，少しずつ不安が軽減し，強迫行為の回数も減っていく。

## 5. アスペルガー症候群

> 主訴 （本人は困っていないが周囲がどう対応してよいか困っている）
> 授業中に突然発言をする。自分の思うとおりにならないと物を壊したり，母に暴力をふるってしまう。興味のあること以外は，無関心。
>
> 中学1年（13歳）男性　仮死分娩で誕生
> 父　45歳（大学教員）
> 母　49歳（歯科医師）
> 兄弟　なし

### ❶ 起始および経過

仮死分娩で出生したため，父母から過保護に育てられた。

幼稚園：いつも一人で遊んでいる子どもだった。

小学校（公立）入学以降：他の子どもたちと集団で遊ぶことはせず，一人で本を読んでいた。不器用で，ダンスなどを覚えることがなかなかできなかった。特に球技は苦手で，どう動いてよいかわからず棒立ちになりがちであった。はさみを使って真っすぐ切ることも苦手であった。人見知りも強くて，クラス替えから慣れるまで時間がかかった。3歳ころから鉄道に興味をもち小学校低学年のころには，日本中の鉄道の駅，時刻表など鉄道に関することは大人以上に知識が豊富であった。日本中の鉄道の時刻表を覚えているといっても過言ではなかった。鉄道写真も大好きで，父母とSLを撮りによく出掛けた。成績は上の中くらいであった。

父母，特に母は，普通の子どもとは違うと感じ，息子の将来のことを時々心配した。

中学1年：公立よりも自由な雰囲気の校風の私立を受験し合格。学校は予想通り自由な雰囲気で，同級生からはちょっと変わっている子との認識だったが，一人でいても干渉されず楽だった。体の動きや表情，話し方がぎこちなく機械のような印象を与えるため，あだなは「ロボット」となった。本人にとってはどうでもよいことだったので，特に気にしていなかった。時々落ち着きがなくなり，教室を飛び出してしまうことがあった。や

むを得ず教室を出てもよいが，保健室で過ごすとの約束を担任と交わした。

　社会の授業で日本の鉄道の話が出たとき，いきなり北海道から九州までの鉄道の駅を言い出し周囲にびっくりされた。先生が発言を制止したところ，教壇まで行き先生の首を絞めそうになった。本人としては九州までの駅すべてを言わないと気がすまなかったとのことであった。授業は中断した。女生徒の中には泣き出す子もいた。学校が母に連絡し，母と校長，担任による面談が行われた。母親は，「息子の話をさえぎると，いきなり殴りかかってくるので，学校でも同じようになっているのではないか？と心配」と発言した。逸脱行動が目立つので，精神的な病気である可能性もあるとの結論になり，校医に相談し，精神科クリニックを紹介された。担任と母の付き添いで病院を受診した。

　精神科受診：診察時落ち着きがなく診察室を歩き回り，医師の質問にはほとんど母が答え，本人はうなづくのみであった。医師から「アスペルガー症候群」である可能性が高いと言われた。医師から抗精神病薬のリスペリドンが処方された。

　学校内の調整：相手かまわず一方的に話し続け，相手の気持ちはまったく無視するため，クラス内では浮いており，いじめも懸念された。父母と本人，担任，校長と相談し，クラスの同級生に「病気である」ことを担任のサポートのもとに本人から伝えることにした。また，逸脱行動が出たときは，そのときに先生とクラスの生徒で本人に積極的に注意をすることになった。

　周囲が本人の特性を理解して接する試みである。本人自身も自己の特性を徐々に理解し行動面での抑制ができる機会が増した。本人にとっては自分を理解し受け止めてくれる同級生との集団体験は社会性の獲得や他者配慮を学ぶ貴重な体験であった。

### ❷ 解説と対応

　症例の少年は，相互的コミュニケーションや親密な対人関係を築くことが困難であり，柔軟性に欠け，こだわりや限局性の興味を特徴とするアスペルガー症候群の典型である。このケースは，学校が本人の特性を理解し積極的に対応にかかわったことで，いじめにもつながらず，本人も登校が持続できた。

抗精神病薬も，落ち着きのなさや衝動性の軽減に有用であった。

## 6. リストカット

主訴　学校に行けない，リストカットが止まらなくなりそう
17歳　高校2年　女性
家族　父　45歳
　　　母　25歳（実母は中学校3年生時に病死，高校1年時に父が再婚）
　　　妹　2ヵ月の乳児

### ❶ 起始および経過

高校1年：公立中学校は規則が厳しく，息が詰まるような感じがしたので，自由な雰囲気の私立の高校を受験し合格した。合格発表後療養中であった母が病死。

母は本人が小さいときから病弱で入院することが多く，入院時は母方の祖母にきてもらい日常生活の面倒をみてもらっていた。母がいずれ亡くなることはわかっていたので悲しかったが，仕方がないと思っていた。

私立の高校は，制服もなく校則も厳しくなく生徒を重んじる校風であると感じていた。ところが，中学校から持ち上がって入学してくる生徒が過半数で，すでに仲良しグループが出来上がっていた。また高校から入学した生徒も大変個性が強そうにみえて話しかけることにためらいがあった。学校では一人で過ごすことが多くなった。通学に90分くらいかかるので，部活にも入らなかった。

高校2年4月：父は，母が亡くなって1年後，本人が高校2年の4月に再婚。父の人生なのだから……と特別反対はしなかったが，亡くなった母よりもはるかに若い人が新しい母となり，違和感が強かった。学校にいくことは苦痛だったが，家にいても新しい母と2人であり何となく気まずいため，学校にいくしかなかった。

高校2年6月：学校の2泊3日研修旅行が予定され，グループは生徒の自主性にまかせた自由編成となった。どこのグループにも入れないことが前もってわかっていたので，体調が悪いと「うそ」をいって休むことにした。以後，学校に行く意味がわからなくなり，自宅を出るが，学校には行

かず繁華街を目的もなく歩く毎日となった。6月下旬，学校から父母に登校していないとの連絡が入った。父から学校に行けない理由を問われたが，「よくわからない」と答えた。

　学校の養護教諭から，授業に出なくても保健室登校でもよいから学校にくるようにと言われて，時々保健室にいくようになった。養護教諭だけには家族のことなど話せるようになった。

　高校2年7月：繁華街のファーストフード店でアルバイトを募集していることがわかり，面接をうけ合格。週5日11時から17時まで働くことにした。

　忙しかったが，自分が少し役に立っている感じがしてうれしかった。また，それなりのアルバイト代（月に10万～12万）が入り，父母にお小遣いのことを言わなくてもよいので，かなり気持ちは楽だった。

　高校2年8月：アルバイト代が入ると，とにかく欲しいと思った品物は手当たり次第に購入した。ネットショッピングや占いのサイトにもはまっていた。たくさんあると思ったお金も意外にすぐになくなってしまった。

　夜になり帰宅するが，自分の家でも居場所がない感じがして，生きていてもしかたないと考え，朝方まで眠れないこともしばしばであった。ある晩インターネットを見ているうちにリストカットのサイトを発見した。

　つらい時間を何もしないで過ごすより，リストカットをして自分がどうなるのか試したくなった。自室に彫刻刀があり，手首をそーっと切ってみた。痛いので，深くは切れなかったが，皮膚表面を5cmくらい切ってみた。赤い血が流れるのを見て，生きているのだと実感した。不思議なことに痛いけれど徐々に気分が和らいでくるような不思議な感じになった。以後，時々，自室でリストカットを実行。夏なので，他人にわからないところを切ったほうがよいと思い大腿部，腹部を切るようになった。

　高校2年10月：アルバイトとリストカットの毎日が続く。アルバイトはやりがいがあり，一日も休むことはなかった。しかし，リストカットは次第にエスカレートしていき，深く切らないと満足できなくなった。傷も回復まで1週間くらいかかるようになり，昼間は痛みで苦しかった。学校の養護教諭に今の自分がどう見えるのか話したいと思い，久しぶりに学校にいく。養護教諭は，本人の傷痕をみて，大人の想像以上に本人が苦しんでいると理解し，保健室登校を続けるように促した。

　高校2年12月：養護教諭は本人の了解のもとに担任，校医に相談。校

医は，何らかの精神疾患に罹患している可能性もあると考えメンタルヘルスの専門医の受診をすすめた。父母にも状況を知らせ，父母同意のもと養護教諭と本人で心療内科受診となった。

受診後，専門医の見立ては，強いていえば抑うつ状態であるかもしれないが，精神疾患に罹患しているとは言えない状態であるとの診断であった。父，養護教諭，本人で専門医と話し合い，生きがいになっているアルバイトは現時点で唯一社会とつながっている場であり，アルバイトは持続することにした。

リストカットに対しては，リストカット日誌をつけながらリストカットから気持ちをそらす方法を具体的に話しあったり（後述），辛いことを表出しても良いという保証を与えながら，定期的に通院することになった。

亡くなった実母の母（祖母）のもとでしばらく生活することにした。

高校2年2月：学校は単位不足で留年もしくは退学の選択となった。本人の希望により退学とし，通信制の高校へ編入した。アルバイトと通院は継続することになった。

5月（通信制1年）：リストカットは回数が減ってきたが，まだやめることはできない。本人もリストカットではない手段で，心の不安定さを解決しなければいけないとの自覚は出てきた。

### ❷ なぜリストカットがとまらないのか

本症例のごとく，人によってはリストカットによりつらい気持ちが和らぐ効果を感じるようである。自分の皮膚を切ると脳内で「モルヒネと同じ物質がでる」という説もある。ただし，リストカットは一時しのぎであり，一時的には痛みにより心の問題から逃避できるかもしれないが，根本的な解決とはならない。

リストカットによる痛みの耐性もできるようで，リストカットは回数や傷の深さがエスカレートしていく。しだいに切ってもつらさは変わらないけれど，切らなくてもつらい状況に陥っていく。

### ❸ リストカットへの対応[30]

#### a．毎日の記録をつける（リストカット日記）

毎日の起床から就寝までに主にどのように過ごしたか，食事をきちんと

摂取できたか，気持ちの浮き沈みのレベルはどのくらいか（1〜10点表記など），リストカットをする前の気持ちや誘因となった出来事などを書く。

　当初はどんなときにリストカットをするのか皆目わからなかったケースでも，この日記をつけることにより，自分のリストカットのパターンがわかってくることが多い。リストカットリスクの高い状況において，例えば一人にならないようにとりあえず自室を離れるなど，どのように対応したらよいかの具体的な方法を考えていく。

### b．回数を減らすことを目標にする

　リストカットは本人にとってストレス解消という面でのプラスの効果もあるため，いきなりやめることは現実的に不可能であることから，まずは回数を減らすことを目標にする（これは摂食障害の過食や嘔吐に対する対応と同等である）。

　時間をかけて不健康な対処法から卒業していく。

### c．リストカットの相談は友人にはしない

　リストカットをする前に誰かにつらい気持ちを電話するなどはよいことであるが，同年代の友人には相談しないように指導する。

　理由は以下である。

- 友人に話すことで，友人が相談者に対して偏見を持つ可能性もあり，友人関係でさらに孤立化が進む可能性。
- 友人のなかには「絶対にリストカットをしないと約束して」という場合もあるが，これがプレッシャーとなりリストカット行為につながる。
- 友人のなかには，影響を受けてリストカットを始めてしまう場合もある。この意味でリストカットの傷痕は友人に見せないように指導する。
- リストカット相談を受けた友人が，相談の重みに耐えかねてメンタル不調になる危険性もある。

### d．相談は信頼できる大人にする

　リストカットの相談をし，やみくもに怒る，不機嫌になるような大人ではなく，一緒にリストカット対策や根本の心の問題を考えられる大人が望ましい[30]。

　この意味では症例のように，学校の養護教諭の果たす役割は大きい。

　不登校になった学生に，「保健室登校だけでも良いから登校しましょう」とアドバイスしたことは貴重であった。専門医につなげる前の養護教諭は，本人の気持ちを代弁し，父母との関係を調整する役割も担うことがある。

# II
# 職場のメンタルヘルス

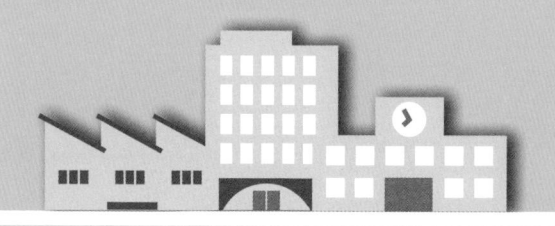

# 1 職場のメンタルヘルスの現状

## 1. 労働環境の変化

　バブル経済崩壊後，労働環境のアメリカンスタンダードが導入され，これについていけない労働者が増加し一般労働者のみならず，管理職，経営者にとっても強いストレス負荷がかかってきた。このような変化の代表を以下に示す。

### ❶ 雇用システムの変化
　終身雇用制，年功序列制の崩壊により，以前のように加齢とともに賃金も上昇していくことが期待できず生活設計も立てにくくなり，家族構成員の成長という点でも不安要素が増加した。

### ❷ 人事評価システムの変化
　成果主義の導入により，労働者にとっては，自由度も増えた分，より強いストレスと過重労働を強いられる構造となった。

### ❸ 組織形態の変化
　効率化を狙うため，一層のフラット化とスリム化が進み，バッファーとして機能していた管理職の減少により個々の労働者が直接ストレスにさらされる機会が増加した。

### ❹ 労働時間制度の変化
　労働者の個々の裁量を重んじフレックスタイム制を導入した企業が増えたが，自己管理が苦手な労働者は，結果的に超過勤務が増加する構造となってしまった。

### ❺ 仕事内容の変化

オフィスでは，社員一人に一台のコンピュータが導入された。従来よりも時差など関係なく迅速に交渉ができるプラスの面もある。反面，face to face のコミュニケーションが格段に少なくなったため，一度トラブルを生じると修正が困難となり，精神的なダメージを感じる労働者も増加している。このとき，対人関係に不慣れな若年労働者が職場不適応となることもある。

### ❻ 勤務形態（場所）の変化

コンピュータさえあれば，在宅勤務も可能となり，必ずしも毎日会社に来て仲間とともに働く時代ではなくなってきた。労働者の自由裁量度は増えたといえようが，孤立化を招き，コミュニケーションスキルが劣っていく環境であるともいえる。

### ❼ 仕事仲間の変化

非正規社員や派遣社員が増加し，すでに日本では労働者の三分の一が非正規社員である。非正規社員は，正規社員と比較し，賃金，福利厚生などの条件に格差があり，正規社員と非正規社員が同じチームで仕事を行う際に，コミュニケーションが取りにくい場合も多々ある。非正規社員は，一定の年数以上は，契約が更新されないことが一般的であるため，年齢が増すにつれ，非正規社員は雇用自体が少なくなり，生活の不安からメンタルヘルスの疾患に罹患する可能性も高い。

### ❽ 対人関係の希薄化

IT 社会になり，コンピュータの画面操作は得意だが，人との対面交渉が苦手な若年者世代が増加している。学生時代から IT 化の中で教育を受けており，社会的な対人スキルを磨く機会が少なく，支えあう意識が培われていかない可能性も多々ある。

### ❾ 求められる能力の変化

正規社員に求められる能力や技術は，合理化，成果主義という観点からも高度になってきている。従来は正規社員のなかでも種々の能力の人々が

いて総合的に支え合って会社組織が成り立っていた。しかし，現在は非正規職員や派遣社員が定型的な業務を担うようになったため，正社員にはより高度な技術を求められる時代となった。英語の能力もすべての正社員に求める企業もあり，リーダーシップも若い時代から求められるようになった。

中高年であっても，能力が伴わない場合は，昇進・昇給ができない時代となった。若年者にとっても中高年にとっても，ストレスの負荷度は高くなっているといえよう。

## 2. メンタルヘルスに関連する法律など

### ❶ 労働基準法（昭和22年4月7日法律第49号）

労働者の最低限の生活を保障する権利が謳われている。主たるものを抜粋する。
「第1条　労働条件は，労働者が人たるに値する生活を営むための必要を満たすものでなければならない。……労働条件の基準は最低のものであるから，労働関係の当事者は……労働条件を低下させてはならないことはもとより，その向上を図るように努めなければならない。
第2条　労働条件は，労働者と使用者が，対等の立場において決定すべきものである。労働者及び使用者は，労働協約，就業規則及び労働契約を遵守し，誠実に各々その義務を履行しなければならない。」

### ❷ 労働者災害補償保険法（昭和22年4月7日法律第50号）

労災保険はこの法律に基づく。業務上災害または通勤災害により労働者が負傷したとき，疾病にかかった場合，障害が残った場合，死亡した場合について，被災労働者またはその遺族に対し所定の保険給付を行う制度である。このほかに被災労働者の社会復帰の促進，遺族の援護などを行っている。現在すべての事業所は労災保険に加入することが前提である。労災保険に加入している事業所の労働者が，業務上や通勤途中で負傷した場合，病院に所定の様式書類を提出すると労働局から病院に直接医療費が支払われる制度である。

### ❸ 労働安全衛生法（昭和 47 年 6 月 8 日法律第 57 号）およびその関連提言など

労働災害防止のための危害防止基準の確立，責任体制の明確化および自主的活動の促進措置を講ずるなどの労働災害防止に関する総合的計画的な対策を推進するところにより，職場における労働者の安全と健康を確保するとともに，快適な職場環境の促進を目的とする。各事業活動において必要な資格を有する業務を免許制度や技能講習，特別教育といった形で取得することを義務づけている。

1988 年労働安全衛生法の改正により労働者の健康保持増進措置（THP：トータルヘルスプロモーション）が事業者の努力義務とされ，この時点でメンタルヘルスが法令上組み込まれたと解釈できる。

労働安全衛生法第 66 条では事業者による健康診断の実施と労働者への結果の通知を義務付けている。事業者は必要な措置を医師に聞く義務があり，医師の意見に基づいて就業場所の変更や労働時間の短縮を行い，作業環境の調整も行う。定期健診や，メンタルヘルス関係の健診の方法は，各企業が独自に行っているのが実情である。

同法第 69 条では，「事業者は，労働者に対する健康教育及び健康相談その他労働者の健康の保持増進を図るため必要な措置を継続的かつ計画的に講ずるように努めなければいけない」とあり，これが THP の根拠となっている。労働者本人がメンタルヘルスの相談を希望している場合や，健診結果にメンタルヘルスの問題があると考えられる労働者には，事業者が何らかの措置を講じることが求められている。

### ❹ 2000 年以降のメンタルヘルス活動

2000 年 3 月「健康日本 21」厚生省（現厚生労働省）

「21 世紀における国民健康づくり運動（健康日本 21）」が，壮年期死亡の減少，健康寿命の延伸などの実現を目的として策定された。これは 2010 年を目途とした具体的な目標を提示することにより，関係機関・団体などをはじめとして，国民が一体となって取り組む健康づくり運動である（運動期間は 2002 年から 2012 年まで）。

2000 年 8 月には労働省（現厚生労働省）によって「事業場における労

## 心の健康づくり計画の策定

### 4つのケア

**セルフケア**

事業者は労働者に対して、次に示すセルフケアが行えるように支援することが重要です。また、管理監督者にとってもセルフケアは重要であり、事業者はセルフケアの対象として管理監督者も含めましょう。

- ストレスやメンタルヘルスに対する正しい理解
- ストレスへの気づき
- ストレスへの対処

**ラインによるケア**

- 職場環境等の把握と改善
- 労働者からの相談対応
- 職場復帰における支援、など

**事業場内産業保健スタッフ等\*によるケア**

事業場内産業保健スタッフ等は、セルフケア及びラインによるケアが効果的に実施されるよう、労働者及び管理監督者に対する支援を行うとともに、次に示す心の健康づくり計画の実施に当たり、中心的な役割を担うことになります。

- 具体的なメンタルヘルスケアの実施に関する企画立案
- 個人の健康情報の取扱い
- 事業場外資源とのネットワークの形成やその窓口
- 職場復帰における支援、など

**事業場外資源によるケア**

- 情報提供や助言を受けるなど、サービスの活用
- ネットワークの形成
- 職場復帰における支援、など

\*それぞれの事業場内産業保健スタッフ等の役割は以下のとおり。
  ○産 業 医 等：専門的立場から対策の実施状況の把握、助言・指導などを行う。また、長時間労働者に対する面接指導の実施やメンタルヘルスに関する個人の健康情報の保護についても、中心的役割を果たす。
  ○衛生管理者等：教育研修の企画・実施、相談体制づくりなどを行う。
  ○保 健 師 等：労働者及び管理監督者からの相談対応などを行う。
  ○心の健康づくり専門スタッフ：教育研修の企画・実施、相談対応などを行う。
  ○人事労務管理スタッフ：労働時間等の労働条件の改善、労働者の適正な配置に配慮する。
  ○事業場内メンタルヘルス推進担当者：産業医等の助言、指導等を得ながら事業場のメンタルヘルスケアの推進の実務を担当する事業場内メンタルヘルス推進担当者は、衛生管理等や常勤の保健師等から選任することが望ましい。

図2 事業場における労働者の心の健康づくりのための指針

働者の心の健康づくりのための指針」(図2)が策定された[31]。セルフケア、ラインによるケア、事業場内産業保健スタッフなどによるケア、事業場外資源によるケアの4つのケアが提示された。

2004年8月「過重労働・メンタルヘルス対策の在り方に関する検討会」の報告が厚生労働省から公表された。以後，心の健康づくりを基本に，自殺を予防するために早期にうつ状態に対応すること，家族によるケアも大切で家族が相談する窓口を明確にすること，労働者の意見を汲み上げながら労使，産業医，衛生管理者などで構成される衛生委員会などを活用した労使の自主的取り組みが重要であるとされた。

　2005年11月「労働安全衛生法等の改正」が厚生労働省より公表された。主たる内容は長時間労働者への面接指導チェックリストとマニュアル（医師用）である（厚生労働省：過重労働による健康障害防止対策の手引き）。

　2006年3月「労働者の心の健康保持のための指針」が厚生労働省より公表された。事業者はメンタルヘルスケアを推進するにあたり以下を強調した。
・心の健康問題の特性
・労働者の個人情報への保護への配慮
・人事労務管理との関係
・家庭・個人生活などの職場以外の問題に留意する
・事業場内の関係者が相互に連携し①教育研修・情報提供，②職場環境などの把握と改善，③メンタル不調への気づきと対応，④職場復帰における支援などを積極的に推進すること
　なお，50人未満の小規模事業場におけるメンタルヘルスケアの取り組みに関しては，事業者は，衛生推進者または安全衛生推進者を事業場内メンタルヘルス推進者として選任するとともに，地域産業保健センターなどの事業場外資源の提供する支援などを積極的に活用することが望ましいとされた。

　2006年4月　改正労働安全衛生法（平成17年法律第108号）が施行された。労働者の時間外労働(週40時間を基準としこれ以上の超過分)が1ヵ月あたり100時間を超え，かつ疲労の蓄積が認められたときは，事業所は原則として労働者に医師による面接指導を行わなければならないとされた。さらに，時間外労働が月に80時間を超え，疲労の蓄積があって健康に不安をもっている者や各事業場で設けた基準に該当する労働者にも面接指導を行うことが努力義務とされた（法律第66条の8，9，第104条）。

衛生委員会は，長時間労働者の健康障害の予防対策や労働者の精神的健康の保持増進のための対策を立てなければならないこととなった。衛生委員会は月に1回開催され，議事録を残すこととなった。

2008年3月 労働契約法第5条
　生命及び健康などを危険から保護する配慮すべき安全配慮義務が明文化された。

2009年3月「当面のメンタルヘルス対策の具体的推進について」
（厚生労働省労働基準局長通知（基発第0326002号））
　職域のメンタルヘルスケア支援策の充実を図り，さらに事業所単位での具体的対策が必要である。

2009年3月「心の健康問題で休職した労働者の職場復帰支援の手引き（改定）」
主となる改正点は以下のごとくである。
・休業前の段階：休業の開始から通常業務への復帰までの流れを明確にすること，策定された職場復帰支援プログラムについては，労働者，管理監督者などに周知すること。
・病気休業開始および休業中の段階：休業中の労働者が不安に感じていることに関して十分な情報提供や相談対応を行い，職場復帰支援に関する事業外資源や地域にある公的制度などを利用する方法等の情報を提供すること。
・職場復帰決定までの段階：主治医の復帰の判断は，業務遂行能力回復の判断とは限らない。主治医に対し，業務遂行能力の内容や勤務制度に関する情報提供を行うこと，「試し出勤制度」に関しては，人事労務管理上の位置づけなどの事業場でのルールを決めること。
・職場復帰後の段階：心の健康問題を抱えている労働者への対応はケースごとに柔軟に行う必要があることを踏まえ，主治医との連携を図ること。
　事業所で作成された就業制限に関する意見書に主治医が実際に求められるものは，正確な病名記載ももちろん重要であろうが，労働者の精神症状や病態に関して職場がどのように配慮すればよいかなどのほうが優先事項であり，健康配慮義務の観点から意見を述べることが望ましい。

| 柱1　普及啓発の重点的実施 ～当事者の気持ちに寄り添ったメッセージを発信する～ | 柱3　職場におけるメンタルヘルス対策・職場復帰支援の充実 ～一人一人を大切にする職場づくりを進める～ |
|---|---|
| ●睡眠キャンペーンの継続的実施<br>●当事者が相談しやすくなるようなメッセージの発信<br>●うつ病を含めた精神疾患に関するウェブサイトの開発<br>●「生きる支援」の総合検索サイトの拡充<br>●都道府県等に対する効果的な自殺対策の周知<br>●ハローワークにおける失業者への情報提供方法の充実 | ●管理職に対する教育の促進<br>●職場のメンタルヘルス対策に関する情報提供の充実<br>●職場におけるメンタルヘルス不調者の把握及び対応<br>●メンタルヘルス不調者に適切に対応出来る産業保健スタッフの養成<br>●長時間労働の抑制等に向けた働き方の見直しの促進<br>●配置転換後等のハイリスク期における取組の強化<br>●職場環境に関するモニタリングの実施<br>●労災申請に対する支給決定手続きの迅速化<br>●うつ病等による休職者の職場復帰のための支援の実施<br>●地域・職場の連携の推進 |

| 柱2　ゲートキーパー機能の充実と地域連携体制の構築 ～悩みのある人を，早く的確に必要な支援につなぐ～ |
|---|
| ＜うつ病等の精神疾患にかかっている方を対象に＞<br>●都道府県・市町村における精神保健体制の充実<br>●かかりつけ医と精神科医の地域連携の強化<br>＜主として，求職中の方を対象に＞<br>●ハローワーク職員の相談支援力の向上<br>●都道府県等が行う心の健康相談へのハローワークの協力<br>●求職者のストレスチェック及びメール相談事業の実施<br>●生活福祉・就労支援協議会の活用<br>＜主として，一人暮らしの方を対象に＞<br>●地域における独立防止等のための支援<br>＜生活保護を受給している方を対象に＞<br>●生活保護受給者への相談・支援体制の強化 |

| 柱4　アウトリーチ（訪問支援）の充実 ～一人一人の身近な生活の場に支援を届ける～ |
|---|
| ●精神疾患の未治療・治療中断者等へのアウトリーチの充実 |

| 柱5　精神保健医療改革の推進 ～質の高い医療提供体制づくりを進める～ |
|---|
| ●「認知行動療法」の普及等のうつ病対策の充実<br>●自殺未遂者に対する医療体制の強化<br>●治療を中断した患者へのフォロー体制の確立<br>●精神保健医療改革の方向性の具体化 |

| 自殺・精神疾患の社会経済的コストの推計を行う |
|---|

図3　自殺・うつ病対策5本柱

＊厚生労働省：自殺・うつ病等対策プロジェクトチーム報告．2010[32]）より引用

2010年1月　厚生労働省「自殺・うつ病等対策プロジェクトチーム」設置。

2010年5月　厚生労働省「今後の厚生労働省の自殺・うつ病対策5本柱」（図3）を掲げた。5本柱とは，普及啓発の重点的実施，ゲートキーパー機能の充実と地域連携体の構築，職場におけるメンタルヘルス対策・職場復帰支援の充実，アウトリーチ（訪問支援）の充実，精神保健医療改革の推進である。

職場の対策に関しては「柱3　職場におけるメンタルヘルス対策・職場復帰支援の充実～一人一人を大切にする職場づくりを進める～」として，

「定期健康診断を実施する際のメンタル不調者の把握とその後の対応」「管理職に対する教育の促進」「職場のメンタルヘルス対策に関する情報提供の充実」について重点的に取り組むこととなった。

2010年9月「職場におけるメンタルヘルス対策検討会」報告書
「定期健康診断を実施する際のメンタルヘルス不調者とその後の対応について」以下の5項目が提言された。
・労働者のプライバシーが保護されること。
・事業者にとって容易に導入でき，また，労働者にとって安心して参加できること。
・専門的な知識を有する人材の確保や活用等の基盤整備が図られること。
・労働者が，健康の保持に必要な範囲を超えて，人事，処遇等で不利益を被らないこと。
・必要な場合には専門家につなぐことができること，職場においてメンタルヘルス不調の正しい知識の普及が図られること。

2010年12月労働政策審議委員会安全衛生分科会建議
「職場におけるメンタルヘルス対策検討委員会」の提言を一部修正し，「医師が労働者のストレスに関連する症状・不調を確認し，この結果を受けた労働者が事業者に対し医師による面接の申出を行った場合には，現行の長時間労働者に対する医師の面接制度と同様に，事業者が医師による面接指導及び医師からの意見聴取等を行うことを事業者の義務とする」こととなった。さらにメンタル症状や不調の確認を行った医師は，症状・不調の状況および面接の要否の結果について直接労働者に通知すること，また，事業者は，労働者が面接の申し出を行ったことや，面接指導の結果を理由として，労働者に不利益な扱いをしてはならないと提言された。さらに，「新たな枠組み」に対応する産業医の体制は必ずしも十分ではないため，産業医有資格者，メンタルヘルスに知見を有する医師などで構成された外部専門機関を一定の要件のもとに登録機関として，嘱託産業医と同様の役割を担うことができるようにするとされた。

このほか，労働者がメンタル不調にならないために長時間労働の抑制などの働き方の見直し，休職者の復帰などの観点から以下の5つの支援が実

施されるべきとした。
- 管理職に対する教育
- 職場のメンタルヘルス対策に関する情報提供の充実
- メンタルヘルス不調者に適切に対応できる産業保健スタッフの養成及び活用
- 配置転換後等のストレスが高まるおそれがある時期における取組の強化
- うつ病等による休業者の職場復帰のための支援の実施

## ❺ 健康日本21に関する実態と課題

2007年に中間報告書を取りまとめたが、メンタルヘルスに関する報告は以下の通りであった。
- 睡眠による休養を十分取れない人の割合は減少し、目標を達成したが、ストレスを感じた人の割合や、睡眠確保のために睡眠補助品やアルコールを使う人の割合は悪化した。
- 国民全体の自殺率は低下しているものの、自殺者数は3万人前後の状態が続いている。性・年代別の自殺死亡率では、50歳代以降の自殺死亡率は高いが全体的には減少傾向にあり、近年では働き盛り世代（20～40歳代）の自殺死亡率が増加している傾向がみられた。
- 患者調査によると、近年うつ病が増加している。また、メンタルヘルス不調や精神疾患による長期休職者が増加している。
- 今後の課題として以下の3項目が提示された。
（働く世代のストレス対策、うつ病対策、自殺対策が重要である。）
- 睡眠時間についての正しい知識の普及や保健指導が必要である。
特に50歳代以降に必要である。
- 健康づくりにおける休養の在り方を再検討する必要がある。

2012年7月10日健康日本21（第2次：平成25年度から10年間の計画）が厚生労働大臣によって告示された。

### 1）健康日本21の目指す方向

以下の項目のうち③の項目のなかに心の健康に関し目指す方向が示されている。
①健康寿命の延伸と健康格差の縮小
健康格差に関しては地域格差（都道府県格差）に焦点をおくことにした。

健康寿命がもっとも長い県と短い県の差は平成22年で，男性2.79年，女性2.95年であり，健康寿命がもっとも長い県の数値を目指し都道府県間の格差の縮小を目的とした。
②生活習慣病の発症予防と重症化予防の徹底
　がんや脳血管疾患，虚血性心疾患の年齢調整死亡率の減少やがん検診の受診率の向上，糖尿病の治療継続者の割合の増加などのほかCOPD（慢性閉塞性肺疾患）認知度の向上などを目標とした。目標達成に向け，国は適切な食事，運動，禁煙など健康に有益な行動変容の促進や社会環境の整備のほか，医療体制の推進，特定健康検査，特定保健指導の実施等に取り組む。
③社会生活を営むために必要な機能の維持および向上
　「次世代の健康」「高齢者の健康」とともに「心の健康」に関する目標を挙げた。
　心の健康に関して，具体的には，自殺者の減少や気分障害，不安障害に相当する心理的苦痛を感じている者の割合の減少，特に子どもは朝，昼，夕の食事を必ず食べるなどを強調した。
④健康を支え守るための社会環境の整備
　居住地域でお互いに助け合っていると思う国民の割合の増加や健康づくりを目的とした主体的な活動にかかわっている国民の割合の増加などを挙げた。
⑤栄養・食生活・身体運動・休養，飲酒，喫煙および歯・口腔の健康に関する生活習慣および社会環境の改善
　適正体重を維持している者の増加，日常生活における歩数の増加，成人の禁煙率の減少，歯周病予防，う蝕予防，歯の喪失予防に加え，新たに口腔機能の維持，向上に関する目標を掲げた。

### 2）健康日本21（平成12年開始）の達成状況と今後の課題

①達成できた10項目
・メタボリックシンドロームを認知している国民の増加
・外出に対して積極的な態度を持つ人の増加
・何らかの地域活動を実施している者の増加
・睡眠による休養を十分に取れていない人の減少
・糖尿病有病者の減少

・歯の健康に関する 5 項目（幼児に対するフッ化物の歯面塗布，進行した歯周炎，80 歳で 20 歯以上，定期的な歯石除去，歯面清掃，定期的な歯科検診）

②悪化している 9 項目
・カルシウムに富む食品の摂取量の増加
・朝食を欠食する人の減少
・ストレスを感じた人の減少
・睡眠の確保のために睡眠補助品やアルコールを使うことのある人の減少
・糖尿病合併症の減少
・カリウム摂取量の増加
・一日の食事において果実類を接取している者の増加

③今後の課題

社会全体として個人の健康を支え守る環境づくりに努めていくことが重要としたうえで，「行政機関のみならず企業や民間団体等の積極的な参加協力」を呼びかけている。

具体的な取り組みとして第一に「メンタルヘルスに関する措置を受けられる職場の割合の増加」が挙げられた。

その他には
・高齢者の社会参加
・地域のつながりの強化
・健康づくりを目的とした活動に主体的にかかわっている国民の増加
・健康づくりに関する活動に取り組み，自発的に情報発信を行う企業登録数の増加
・健康づくりに関して身近で専門的な支援，相談が受けられる民間団体の活動拠点数の増加
・健康格差対策に取り組む自治体の増加
・食品中の食塩や脂肪の低減に取り組む食品企業および飲食店の登録数の増加
・管理栄養士，栄養士を配置している特定給食施設の割合の増加
・週労働時間 60 時間以上の雇用者の割合の減少
・受動喫煙のない環境の実現

＊菊池直紀：健康保険 66(8)：16-21, 2012[33]／辻　一郎：健康保険 66(8)：22-29, 2012[34]を参考に作成

## 3. 心の病の現状と事業所の取り組み

　本邦における自殺者数は 2010 年には 3 万 1,690 人となり前年に比較して 1,155 人減少したが，13 年連続して 3 万人を超えるという結果となった。このうち約 8,600 人が労働者で，「勤務問題」を自殺の原因の一つとしている者は約 2,600 人である。

　気分障害（うつ病，双極性障害）の総患者数の推移（図 4）をみると，Ⅰ　学校のメンタルヘルスで述べたように 1996（平成 8）年には，約 43 万 3,000 人であったが，2008（平成 20）年には 104 万 1,000 人と年々増加している。女性の罹患率が男性の約 1.5〜2 倍である。

　年齢別総患者数から男性は 30 歳代，40 歳代，女性は 60 歳，70 歳代の罹患者が多い。男性はまさに働き盛り，中間管理職の年代であることがわかった。

　2010 年 9 月独立行政法人労働政策研究・研修機構が実施したメンタルヘルス調査によると，メンタルヘルス対策に取り組んでいる事業所は 50.4％で，調査対象が異なるので，単純に比較はできないが，2007 年の労働者健康調査状況の数値 33.6％と比較すると事業所の取り組みが進んでいるといえよう。2010 年の同調査では，メンタルヘルスの理由により休業，

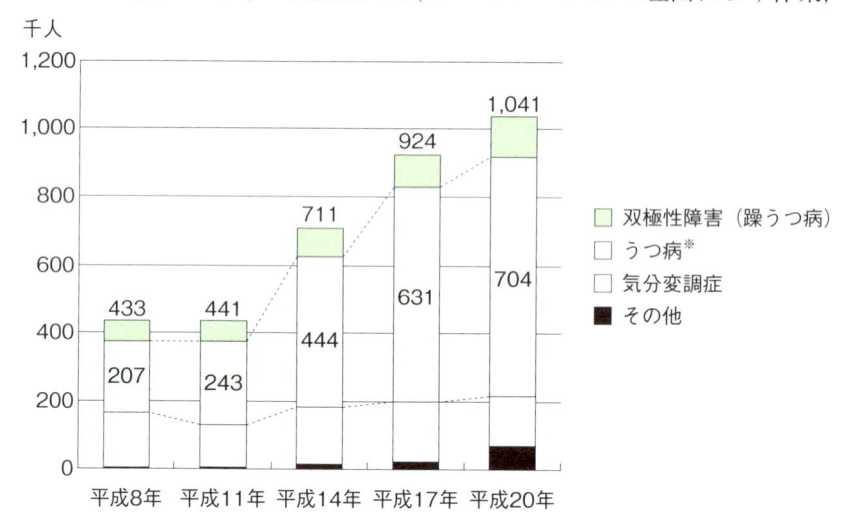

図 4　気分障害患者数の推移
※うつ病の患者数は ICD-10 における F32（うつ病エピソード）と F33（反復性うつ病性障害）を合わせた数

＊厚生労働省：気分障害者数の推移．患者調査，2010[35]　より引用

休職した労働者がいる事業所の割合は26.2%であり，2007年の調査では7.6%であったことと比較すると，メンタル不調者が増加していると推察できる。さらに約50%の事業所で，メンタルヘルスの問題が深刻であると回答がある。

## 4. 心の病の労災認定

心の病による労災認定は，2010（平成22）年には1,061人であり，年々増加傾向にある。表5は精神障害（心の病）などの労災補償状況である。
厚生労働省労働基準局補償課職業病認定対策室は，精神障害（心の病）

**表5　精神障害などの労災補償状況**

| 区分 | 年度 | 平成15年度 | 平成18年度 | 平成19年度 | 平成20年度 | 平成21年度 | 平成22年度 |
|---|---|---|---|---|---|---|---|
| 精神障害等 | 請求件数 | 447 | 819 | 952 | 927 | 1136 | 1181 |
| | 決定件数 | 340 | 607 | 812 | 862 | 852 | 1061 |
| | うつ支給決定件数（認定率） | 108 (31.8%) | 205 (33.8%) | 268 (33.0%) | 269 (31.2%) | 234 (27.5%) | 308 (29.0%) |

＊厚生労働省：脳・心臓疾患及び精神障害等に係る労災補償状況について[36]より引用

**表6　出来事の類型・具体的出来事の修正点**

| 出来事の類型 | 現行の判断基準 | 新しい認定基準 | 心理的負荷の強度 |
|---|---|---|---|
| ①事故や災害の体験 | 重度の病気やケガをした | (重度の)病気やケガをした | Ⅲ |
| | 悲惨な事故や災害の体験（目撃）をした | 悲惨な事故や災害の体験，目撃をした | Ⅱ |
| ②仕事の失敗過重な責任の発生等 | 交通事故（重大な人身事故，重大事故）を起こした | 業務に関連し，重大な人身事故，重大事故を起こした | Ⅲ |
| | 会社で起きた事故（事件）について，責任を問われた | 会社で起きた事故，事件について，責任を問われた | Ⅱ |
| | 違法行為を強要された | 業務に関連し，違法行為を強要された | Ⅱ |
| | 自分の関係する仕事で多額の損失を出した | 自分の関係する仕事で多額の損失等が生じた | Ⅱ |
| ⑤対人関係 | ひどい嫌がらせ，いじめ，又は暴行を受けた | (ひどい)嫌がらせ，いじめ，又は暴行を受けた | Ⅲ |
| ⑥セクシュアルハラスメント | セクシュアルハラスメントを受けた（独立した出来事の類型に位置付けられた） | | Ⅱ |

＊黒木宣夫：産業精神保健 20 (2)：162-167, 2012[37]より引用

## 業務による心理的負荷の評価 ← 対象疾病精神障害発病

1. 特別な出来事に該当する出来事がある場合
2. 特別な出来事に該当する出来事がない場合
   (1)「出来事」の平均的な心理的負荷の強度の判定　　　　（Ⅰ, Ⅱ or Ⅲ）
   (2)「出来事」および「出来事後の状況」の心理的負荷の総合評価（弱, 中 or 強）
   (3)「出来事」が複数ある場合の心理的負荷の強度の全体評価　（弱, 中 or 強）

弱・中 → 業務外

強 → 1)2)なし → 業務上
強 → 1)業務外出来事 2)個体側要因 → 1)2)あり → 業務外

**図5　業務起因性のフローチャート**
＊黒木宣夫：産業精神保健 20（2）：162-167, 2012[37] より引用

---

### ＜判断指針＞ → ＜認定基準＞

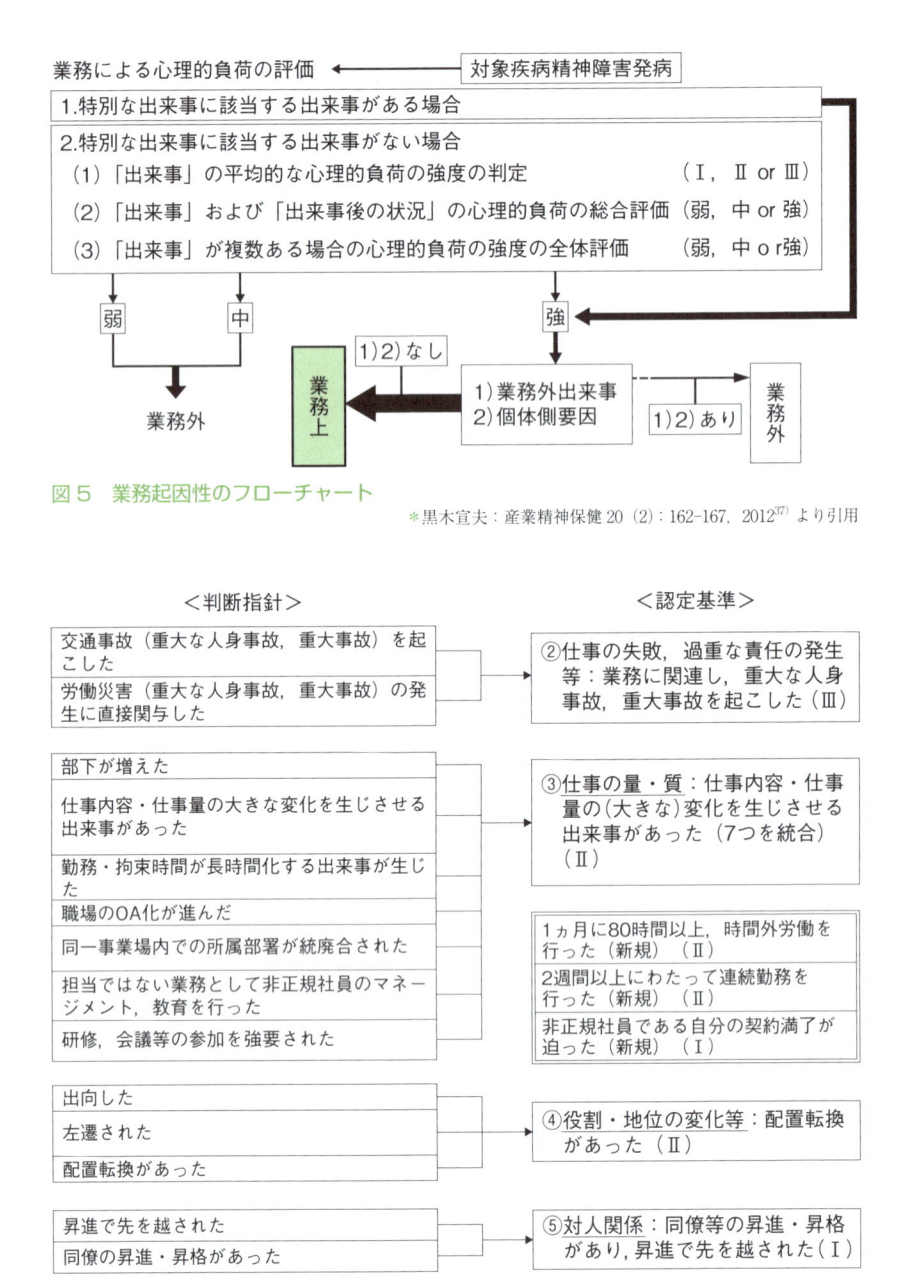

| 判断指針 | 認定基準 |
|---|---|
| 交通事故（重大な人身事故，重大事故）を起こした／労働災害（重大な人身事故，重大事故）の発生に直接関与した | ②仕事の失敗，過重な責任の発生等：業務に関連し，重大な人身事故，重大事故を起こした（Ⅲ） |
| 部下が増えた／仕事内容・仕事量の大きな変化を生じさせる出来事があった／勤務・拘束時間が長時間化する出来事が生じた／職場のOA化が進んだ／同一事業場内での所属部署が統廃合された／担当ではない業務として非正規社員のマネージメント，教育を行った／研修，会議等の参加を強要された | ③仕事の量・質：仕事内容・仕事量の（大きな）変化を生じさせる出来事があった（7つを統合）（Ⅱ） |
| | 1ヵ月に80時間以上，時間外労働を行った（新規）（Ⅱ）／2週間以上にわたって連続勤務を行った（新規）（Ⅱ）／非正規社員である自分の契約満了が迫った（新規）（Ⅰ） |
| 出向した／左遷された／配置転換があった | ④役割・地位の変化等：配置転換があった（Ⅱ） |
| 昇進で先を越された／同僚の昇進・昇格があった | ⑤対人関係：同僚等の昇進・昇格があり，昇進で先を越された（Ⅰ） |

**図6　判断指針の「具体的出来事」の統合・改正**[1]
＊黒木宣夫：産業精神保健 20（2）：162-167, 2012[37] より引用

表7 判断指針と認定基準の相違点

| | 判断指針 | 認定基準 |
|---|---|---|
| 評価方法 | 出来事の評価＋出来事後の評価→総合評価（2段階評価） | 出来事＋出来事後の総合評価（1段階評価） |
| 特別な出来事 | ・極度の長時間労働<br>・生死に関わる事故への遭遇等心理的負荷が極度のもの | 「極度の長時間労働」は月160時間程度（時間外）と明示「心理的負荷が極度のもの」に強姦やわいせつ行為などを例示 |
| 具体例 | 心理的負荷評価表に記載なし | 「強」「中」「弱」の心理的負荷の具体例を認載 |
| 労働時間 | 具体的な時間外労働時間数については恒常的長時間労働を除き定めていない | ・強い心理的負荷となる時間外労働時間数等を記載<br>・発病直前の連続した2ヵ月間に1ヵ月約120時間以上<br>・発病直前の連続した3ヵ月間に1ヵ月約100時間以上<br>・「中」の出来事後に，月100時間程度など |
| 評価期間 | 例外なく発病前6ヵ月以内の出来事のみ評価 | セクシュアルハラスメントやいじめが長期間継続する場合には6ヵ月を超えて評価 |
| 複数の出来事 | 一部を除き具体的な評価方法を定めていない | 具体的な評価方法を記載<br>　　強＋中又は弱→強<br>　　中＋中　　　→強又は中<br>　　中＋弱　　　→中<br>　　弱＋弱　　　→弱 |
| 発病者の悪化 | すでに発病していた場合には悪化したときであっても労災対象としない | 発病後であっても特に強い心理的負荷で悪化した場合は労災対象とする |

＊黒木宣夫：産業精神保健 20（2）：162-167, 2012[37]より引用

表8 審査方法などの改善

| | 現行の判断指針 | 新認定基準 |
|---|---|---|
| 医師の意見 | 精神科医の専門部会に全数を協議 | 判断が難しい事案のみ協議 |
| 調査 | 業務以外の要因の詳細な調査を行う | 業務以外の要因の調査を簡略化 |

＊黒木宣夫：産業精神保健 20（2）：162-167, 2012[37]より引用

の労災認定の審査に係る期間に迅速化・効率化を図るため，認定に至るまでの作業の簡素化（図5），認定基準の具体化，明確化を目的として「精神障害（心の病）の労災認定の基準に関する専門検討会」（2010年10月～2011年11月まで）を開催し，同年12月26日付で「心理的負荷による精神障害（心の病）の認定基準について」を公表した。

今回の認定基準では，特別な出来事に該当する業務外判断，またその出来事に該当しなくても出来事の類型，具体的出来事も把握しやすいように

判断の内容，方法が明確化された。

個体側要因や業務以外の要因の調査も簡素化され，審査方法も変わり，業務要因が主体で労災認定が行われることとなった。

1．現行の判断基準と新しい認定基準における出来事の類型・具体的出来事の修正点，判断指針の「具体的出来事」の統合・改正，2．判断指針と認定基準の相違点，3．審査方法などの改善はそれぞれ表6，図6，表7，表8を参照のこと。

## 5．社内スタッフの役割と連携

### ❶ 産業医

産業医を選任すべき事業場は，常時50人以上の労働者を有する事業場であり，労働者3,001人以上の規模では，2名以上の産業医を選任する義務がある。また，労働者数1,000人以上の事業場と有害業務に常時500人以上労働者を使用する事業場では，専属の産業医を選任する義務がある。

産業医の職務は以下の事項で医学に関する専門知識を必要とするものと定められている。

・健康診断の実施およびその結果に基づく措置に関すること。作業環境の維持管理に関すること。作業の管理に関することやその他労働者の健康管理に関すること。
・労働者の健康の保持増進を図るための措置に関することおよび衛生教育に関すること。
・労働者の健康障害の原因および再発防止のための措置に関すること。

産業医は，上記の事項に関して，事業者または総括安全衛生管理者に対し勧告し，または衛生管理者に対して指導し，もしくは助言することができる。

さらに産業医は，少なくとも毎月1回作業場などを巡視し，作業方法または衛生状態に有害のおそれがあるときは，ただちに労働者の健康管理を防止するための必要な措置を講じなければならない。また事業者は産業医に対してその権限を与えなければならない（労働安全衛生法第13条）。

産業医の，特にメンタルヘルス関係での主な役割は以下となる。

①事業場の労働者の超過勤務者の面談
　面談しメンタルヘルス不調と判断した場合は，専門医を紹介し，専門医の見立てに基づき，当該労働者の今後の対応（例　就業制限の有無）を検討する。外部主治医（専門医）は事業所内の労働者の状態や，事業所の業務が明確でないため，専門医に情報提供を適切に行う。
②休復職の判定
　外部の専門医（主治医）から当該労働者の休職が必要との診断書が提出されたとき，これに基づき，当該者と面談し，休職の必要性を確認し，休職期間の過ごし方など必要に応じてアドバイスをする。
　専門医（主治医）から，休職者の復職可能との診断書が提出されたのち，労働者本人と面談し，職場復帰が本当に可能であるか判定する。
③就業制限者や休職者との定期的面談
　就業制限者に関しては，面談により制限を解禁できる時期を見極める。
④復職者との面談
　復職時の四者面談（産業医，本人，上司，人事）時に，就業制限付きの復職か否かを判断し，復職者が仕事上の軌道に乗るまで定期的に面談する。
⑤事業所内研修（管理職研修　非管理職研修など）
⑥メンタル指導を行う産業医以外のスタッフに対しての指導

　産業医がメンタルヘルスの知識や，臨床経験に欠ける場合には，メンタルヘルス専門の産業医もしくは顧問医を事業所が雇用する場合が最近増加している。

### ❷ 産業看護職（保健師や看護師）

　産業看護職は，1996年の労働安全衛生法改正により，初めて立場と役割が法規上，明文化された。現在，中小企業から大企業事業所に至るまで，多くの業種で，産業保健スタッフとして活躍している。

### 基本的な役割
#### a）疾病モデルに基づいた活動

　必要に応じて相談者に介入し，抱える問題が大きくなる前に軽快，解決できるようにアドバイスをすること。休職者・復職者の定期的経過観察などにも積極的にかかわることが望ましい。

　メンタル不調を発症したり悪化させた労働者を専門医に紹介するときに，看護職が上司，場合によっては人事・家族などと接触し，さまざまな調整役を果たす。このことにより，メンタル不調者や家族から不要な不安などを取り除くことができる。また，メンタル不調者が出た場合，当事者のみならず上司や同僚の仕事負荷が増加する可能性が高いため，職場では当該者以外の周辺の労働者へのメンタルケアが重要である。このときに産業看護職は，産業医よりも職場の身近な存在であり，職場の力動を敏感に察知し，この情報を産業医や場合によっては人事と共有し議論することができサポート体制の強化を促進できる存在である。

#### b）健康モデルに基づいた活動（健康面への働きかけ）

　従業員のストレスに対する気づきの援助，リラクゼーションの指導などを行う。また　社内報の作成や看護職によるメンタルヘルス研修を行うこともある。

　産業医は，嘱託で非常勤であることが多いが，産業看護職は常勤として職場にいるため，労働者から直接の相談を受け，情報収集的な役割も担う。この情報を正確に産業医に伝えることにより，労働者のサポートがより強固になると考えられる。

### ❸ 心理相談職（カウンセラー）

　カウンセリングという言葉は一般に知られるようになって久しいが，本邦での問題はカウンセラーという資格が確立していないことにある。何も専門の知識や臨床経験がなくても誰でもカウンセラーと名乗ることができてしまう。

　職場でカウンセラーになりうる職種は，嘱託医師（精神科医，心療内科医が望ましい），看護師，保健師，臨床心理士，ソーシャルワーカー，衛生管理者（後述）などである。職場のメンタルヘルス対策としての多くは，職場に診療室を設け，常勤の看護職（看護師，保健師）をおき，週に数回，

非常勤の嘱託産業医が訪れるパターンである。もしくは社外のメンタルヘルス専門医の診療所や病院と契約を結び，メンタル事例が発生した場合に依頼するという形式である。臨床心理士やソーシャルワーカーを雇用している企業はまれで，社員に衛生管理者の研修を受けさせ，カウンセラーの役割としている企業もある。

　筆者の勤務する会社では，看護職がカウンセラーの役割をもつカウンセリングナース制度を設けている。身体的な疾患でメンタル不調が出ることもまれではないため，医療職がカウンセラーとしてかかわることにより，相談者もより安心して相談が受けられている。

　**衛生管理者**：労働安全衛生法に定められている国家資格。労働環境の衛生的改善と疾病の予防処置等を担当し，事業場の衛生全般の管理をする。一定規模以上の事業場については，衛生管理者免許等，資格を有する者からの選任が義務づけられている。

### ❹ 外部機関（EAP）

　EAP とは Employee Assistance Program の略で，メンタル面から社員を支援するプログラムをいう。メンタルヘルスの疾患の予防などのために企業が外部団体と契約して社員の心の健康をサポートするシステムである。労働者の守秘義務を守りながら中立的な立場で支えることができる。
　以下の2点を援助するために作られたプログラムである[38]。
・職場組織が生産性に関連する問題を提議する。
・社員であるクライアントの結婚，家族，家計，アルコール，ドラッグ，法律，情緒，ストレスなど仕事上のパフォーマンスに影響を与えうる個人的問題をみつけ解決する。

　参考までに日本 EAP 協会の EAP core technology を紹介する。

①組織のリーダー（管理職，組合員，人事）等への問題を抱える社員の管理，職場環境の向上，社員のパフォーマンスの向上に関するコンサルテーション，トレーニング，援助。および社員とその家族への EAP サービスに関する啓蒙活動。
②個人的な問題によって社員のパフォーマンスが落ちないように，社員への秘密厳守で迅速な問題発見／アセスメント・サービスの

提供。
③パフォーマンスに影響を与えている個人的な問題を持つ社員へ建設的コンフロンテーション，動機づけ，短期介入的アプローチを通して，個人的な問題とパフォーマンス問題の関係に気付かせること。
④社員を医学的診断，治療，援助のための内部または外部機関にリファーし，ケースをモニターし，フォローアップを行うこと。
⑤治療等のサービスのプロバイダーとの効果的な関係を確立，維持するための組織へのコンサルテーション，およびプロバイダー契約の管理および運営。
⑥組織にコンサルテーションを行って，アルコール問題，物質乱用，精神的，心理的障害などの医学的，行動的問題に対する治療を医療保険の中に含み，社員が利用するように働きかけること。
⑦組織や個人のパフォーマンスへのEAPの効果を確認すること。
⑧EAPサービスの効果評価。

＊日本EAP協会：エンプロイー・アシスタンス・プログラムの基準およびプロフェッショナル・ガイドライン 1998年1月 EAPA/日本語版，1998[38]より引用

# 2 職場のメンタルヘルスに関連する障害

## 1. うつ関連障害

### ❶ うつ病（メランコリー親和型：従来型）

　仕事に関連する人間関係のストレスや過重労働，部署の異動など環境の変化をきっかけとして発症することが多い。几帳面で，責任感が強く，頼まれると断れない性格（メランコリー親和型）との関連性がある。
　うつ病は精神的な症状が出る前に身体的な症状も出現することが多い。
　原因となるからだの病気が見つからないのに，寝つきが悪く何度も目が覚めたり，朝早く目が覚めたりといった睡眠障害や，食欲がなく食べてもおいしいと感じられない，だるい，頭痛や腰痛，肩こり，腹痛，めまいや胃のむかつき，便秘や下痢などさまざまな身体症状（自律神経失調症状）も出現する。身体症状が前面に出ることもあるのでうつを見逃さないことが重要である。
　主症状は以下のごとくである。

・**抑うつ気分**
　言葉にできないレベルのつらい気分である。常に奥深い井戸の底にいて，誰にも助けてもらえず，理解されず，認められず，つらい，何かをするエネルギーもない状態である。この気分が一日中ほとんど毎日続く。

・**興味・喜びの消失**
　今まで楽しいと感じていたことがつまらなく感じてしまう。楽しみにしていたTVドラマがまったく見たくない。きれいにおしゃれをして外出することが大好きだったのにお化粧もしたくない。人に会いたくない。

・**食欲の異常**
　味がなくなり，何を食べてもおいしい感じがなくなる。もしくは食べても満腹にならず過食となってしまうこともある。

・睡眠の異常
　寝つきが悪い，途中で目が覚める，朝早く目が覚める，過眠などの睡眠の異常は必ずといってよいくらい出現する。特に早朝覚醒（午前3時ごろに目が覚め，その後眠れない）はうつに特徴的である。
・焦燥感，落ち着かない，考えがまとまらない
　何かをしようとするが気持ちばかり焦り，どのような手順でやっていいのかわからなくなる。
・疲労感，無気力
　疲れるようなことはしていないのにとても疲れてしまう。
　朝起きて布団から出るのがものすごく大変になる。入浴，歯磨きもおっくうでできなくなってしまう。何もしたくないしできない。
・自分に価値がないと思う，罪悪感
　自分の存在意義に疑問を感じ，生きていることが申し訳ないと感じてしまう。
　自分が存在しているだけで皆に迷惑をかけてしまっているという罪悪感。
・集中力，判断力，決断力の低下
　集中力が続かず，何が書いてあるのかわからない。二者択一の簡単な質問にも迷いが生じ決められない。
・死んでしまいたい，消えてしまいたい
　つらい気分が続き，何をしようとしてもうまくいかず，こんな自分に焦り，自己嫌悪に陥り，つらさから離れて楽になりたいと思ってしまう。
・不安
　しばしば漠然とした不安感を抱える。原因がわからないので不安のもとも断ち切れずもんもんと過ごす。

### 治療 [39]

　**休養**（勤務軽減も含む）と**薬物療法**は不可欠である。
　初めてうつ病を発症した場合，ほとんど症状がない状態（寛解）となっても少なくとも4〜9ヵ月抗うつ薬を内服するべきであるとされている。なぜならうつ病は再発しやすく，寛解状態ですぐに投薬を中止すると50%は3〜6ヵ月の間に再び症状が悪化するという報告もあるためである。また，初めてうつ病になった場合，50〜85%は2回目のうつの再発を経験し，2回目の再発者の80〜90%は3回目のうつの発症を経験する報告もある。

うつ病を 2 回以上経験した人や，うつのときに長期に休学や休職し，社会的な機能が大きく損なわれた場合は，治療により寛解しても長期に抗うつ薬を少量服薬することが再発予防によいとされている。

　抗うつ薬に加えて，不安の強い場合や不眠が顕著な場合は抗不安薬や睡眠薬を併用する。抗うつ薬は SSRI（選択的セロトニン再取り込み阻害薬）や SNRI（セロトニン，ノルアドレナリン再取り込み阻害薬）や NaSSA（ノルアドレナリン作動性・特異的セロトニン作動性抗うつ薬）などが処方される。

　状況により**環境調整**（ストレス環境の調整），**精神療法**（マイナス思考に対して認知行動療法などを施行，つらい状況に対してのカウンセリングなど）を行う。

　うつ病の再発危険因子には以下のものが知られている。
・2 回以上の再発エピソード
・重篤なうつ病エピソード
・他の精神疾患の併存
・身体疾患の併存
・高齢
・うつ病圏の家族歴
・心理社会的支援の乏しさ
・残遺症状の存在
・内服継続不良

---

### DSM-Ⅳ-TR による大うつ病性障害の診断基準

A. 以下の症状のうち 5 つ（またはそれ以上）が同じ 2 週間の間に存在し，病前の機能から変化を起こしている。これらの症状のうち少なくとも 1 つは，(1) 抑うつ気分，あるいは (2) 興味または喜びの喪失である。
　注：明らかに，一般身体疾患，または気分に一致しない妄想または幻覚による症状は含まない。
1　その人自身の言明（例：悲しみまたは空虚感を感じる）か，他者の観察（例：涙を流しているように見える）によって示される，

ほとんど一日中，ほとんど毎日の抑うつ気分。
注：小児や青年ではいらだたしい気分もありうる。
2. ほとんど一日中，ほとんど毎日の，すべて，またはほとんどすべての活動における興味，喜びのいちじるしい減退（その人の言明，または他者の観察によって示される）。
3. 食事療法をしていないのにいちじるしい体重減少，あるいは体重増加（例：1ヵ月で体重の5％以上の変化），またはほとんど毎日の，食欲の減退または増加。
注：小児の場合，期待される体重増加がみられない場合も考慮せよ。
4. ほとんど毎日の不眠または睡眠過多。
5. ほとんど毎日の精神運動性焦燥または制止（他者によって観察可能で，ただ単に落ち着きがないとか，のろくなったという主観的感覚でないもの）。
6. ほとんど毎日の疲労感または気力の減退。
7. ほとんど毎日の無価値観，または過剰であるか不適切な罪責感（妄想的であることもある。単に自分をとがめたり，病気になったりしたことに対する罪の意識ではない）。
8. 思考力や集中力の減退，または，決断困難がほとんど毎日認められる（その人自身の言明による，または他者によって観察される）。
9. 死についての反復思考（死の恐怖だけではない）。特別な計画はないが反復的な自殺念慮，または自殺企図，または自殺するためのはっきりとした計画。

B. 症状は混合性エピソードの基準をみたさない。
C. 症状は，臨床的にいちじるしい苦痛，または社会的，職業的，または他の重要な領域における機能の障害を引き起こしている。
D. 症状は，物質（例：乱用薬物，投薬）の直接的な生理学的作用，または一般身体疾患（例：甲状腺機能低下症）によるものではない。
E. 症状は死別反応ではうまく説明されない。すなわち，愛する者を失った後，症状が2ヵ月を超えて続くか，または著明な機能不全，無価値観への病的なとらわれ，自殺念慮，精神病性の症状，精神運動制止があることで特徴づけられる。

＊American Psychiatric Association 著，髙橋三郎・大野　裕・染矢俊幸訳：DSM-Ⅳ-TR 精神疾患の分類と診断の手引　新訂版．医学書院，東京，2003[9]）より引用

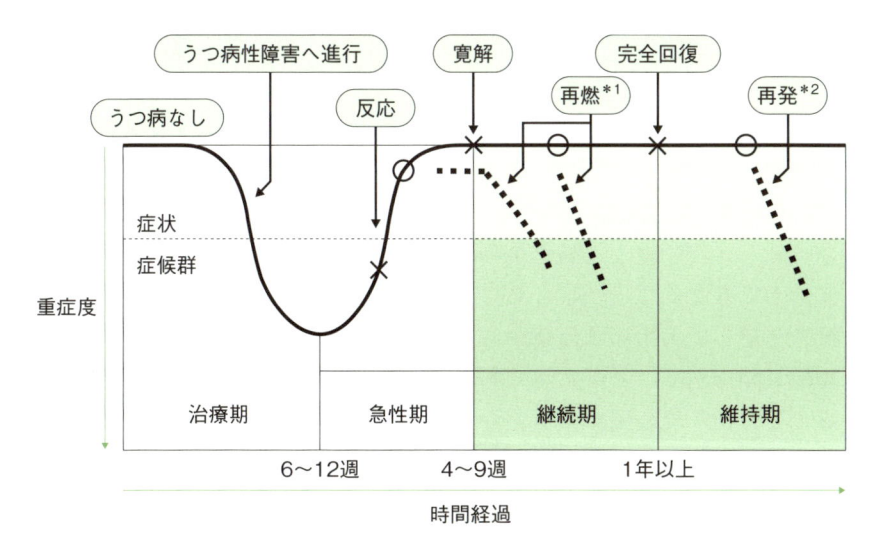

図7　うつ病の経過
*1 再燃：うつ病の一つの病相からの回復過程でぶり返した場合。
*2 再発：病相から一度完全に回復してしばらくして新たな病相が始まった場合。

＊樋口輝彦：Primary care note うつ病．日本医事新報社，東京，2008[40]／
Kupfer DJ：Long-term treatment of depression. J Clin Psychiatry 52（suppl）：28-34, 1991[41] より引用改変

### ❷ 現代型うつ病

　現代型うつ病に似たうつ病の類型は，「逃避型抑うつ」や「ディスティミア親和型うつ病」として提案されてきた。前者は意欲低下が中心で自己愛的であり，後者はもともとメランコリー親和型性格ではないため，規範重視でもなく，自己愛的で，漠然とした自己不全感，困難に対して回避的で，DSM-Ⅳ-TR の大うつ病の基準を満たすものである。

　現代型うつ病は，現時点では，確立された類型や概念ではないが，上記を参考のもと集約すると，現代型うつ病は「典型的ではないうつ病で，性格はメランコリー親和型ではなく自己愛的で，症状の特徴は困難からの退却，逃避傾向である」といえよう。

　自己愛的な側面として自己中心的で特権意識を持ち，相手を不当に利用したり，共感の欠如がみられやすい。

　自分の好きなことなら意欲がわき楽しめるが，会社では従来型のうつ病と同様，気持ちが落ち込み憂鬱気分が持続し，集中力，判断力が欠如する。週末は趣味で楽しく過ごせても月曜日になると会社にいく気力がなくなり

家を出るまでが相当苦痛になる。周囲からは，うつなのか怠けているのかよくわからないと思われがちであるが，本人が感じている憂うつさは従来型のうつ病と同じである。若年者に多く，自己愛が強くストレスに対しては回避的で他人を非難し，初期からうつ病の診断には協力的であるが，薬物療法の効果は部分的にしかみられず再燃しやすい。本人の思うままに休養させると「自分はうつ病だからストレス環境に戻らなくてもよい」と社会に適応できなくなる恐れもあり，本人の自尊心を満足させる「いいところ探し」をして上手にほめながら「がんばってみようよ」というメッセージを根気強く送ることが大切である。治療は抗うつ薬ではなく本人自身であることを繰り返し確認する。治療者は本人に新しいタイプのうつと気づかせ認知療法的に対応していくことが必要である。

　筆者の経験では，新型うつは夜型などの不規則な生活習慣を契機に発症することも多々あり，生活習慣を整えることで奏功するケースもある。

### ❸ 双極性障害

　双極性障害とは，「双極性」という言葉通り，躁状態とうつ状態という両極端な2つの症状を繰り返すのがこの疾患の特徴である。極端に躁状態が現れ日常生活に支障をきたす「Ⅰ型」と，それに比較すると軽度の「Ⅱ型」が主である。躁状態とうつ状態の間にどちらの症状も出ない落ち着いた期間がはさまることも多い。長期間のストレスや睡眠不足による生活のリズムの乱れをきっかけに発症することが多い。20代後半から30代にかけて発症がみられ，男女比は同じ程度である。もともとは社交的で明るく気配り上手，決断力もある人が多い。躁状態のときは，本人は万能感にあふれているので，病気を自覚することはできない。高価なものを多数購入したり，とんでもない計画を提案するため，周囲はとても困るが，本人に注意すると怒りを爆発させ暴言をはき，場合によってはトラブルを起こし職場を解雇されることもある。夜中に電話をかけまくり友人を失うことも多くみられる。うつ状態になったときにつらさを自覚するので病院を受診する。問診で「人生で輝いていた時期は？」などと質問することで躁状態の時期があるか確認することが重要である。

　双極性障害は，一時的に気分の波が治まっても再発を繰り返しやすい障害である。薬物療法は不可欠で，気分安定薬，非定型精神病薬を主に使用

する。睡眠不足になると再発のリスクが高まる。発症には生物学的な要因も関与しており，寛解後も，定期的に専門医を受診することが望ましい。
　双極性障害は以下のごとく2タイプに分かれる。

　|Ⅰ型|
　職場で明らかに「おかしい。逸脱している」と判断されるほど極端な躁状態になるタイプ。多額な負債を抱えても，はめをはずしても罪悪感がなく，暴言を吐くなど，社会生活や人間関係に大きなトラブルを引き起こす。

　|Ⅱ型|
　躁状態がⅠ型ほど極端ではなく一見すると元気な人という印象。テンションが高くなり会議で発言が止まらないことや，仕事を抱えきれないほど受けたり，高額なものを購入する傾向がみられる。本人はとても気分がよく爽快感を感じている。

　双極性障害は，うつ状態のときに受診するため，うつ病と診断され，抗うつ薬を処方される。このとき，異常に元気になりすぎてしまう場合（＝躁状態となる場合）がある。抗うつ薬で元気になりすぎたら双極性障害の可能性を考慮し薬物の変更も必要となる。

・双極性障害の経過
　うつ病エピソードは通常3～6ヵ月持続し，躁病エピソードは2～3ヵ月で寛解するとされる。また，うつ病エピソードを数回反復し単極性うつ病と思われていたものがその後，躁病エピソードとなり双極性障害となることも少なくない。双極性障害はうつ病よりも再発率が高いとされる。最初の再発は，2年以内に起こりやすく，再発を繰り返すに従い再発周期は短縮し，間歇期は短くなるとされている。双極性障害では平均7～8回の病相の反復が認められるという。双極性障害は長期経過の観点からは，躁病の時期は少なく，ほとんどの時期がうつ病エピソードである[42～44]。

　双極性障害が見逃されているという指摘もある。うつ病外来患者の60％が双極性障害Ⅱ型であること，双極性障害の37％は単極性うつ病と誤診されていること，双極性障害の3分の1は正しい診断や治療に出会うまでに発病から10年以上を要するなどという報告もある[44,45]。

　双極性障害の治療は，薬物療法が基本であり，状態により入院も含めた休養や，疾患とどのように付き合っていくかの家族を含めた心理教育，精神療法（カウンセリング，認知療法など）が行われる。双極性障害はうつ

病よりも自殺率が高く，25〜59％は一度は自殺企図を起こし，10〜19％が自殺で死亡するという報告がある。維持療法のなかでも自殺防止対策が重要であり，心理療法や維持薬物療法による自殺予防効果が期待される[44]。

　薬剤には，代表的な気分安定薬であるリチウム，抗てんかん薬であるバルプロ酸，カルバマゼピン，ラモトリギン，抗精神病薬であるオランザピン，クエチアピン，アリピプラゾール，リスペリドンなどがある。リチウムは，急性期の躁病相，うつ病相への効果，寛解後の躁病相，うつ病相の再発予防効果を有している薬剤とされている[39]。

　治療のガイドラインでは，薬物は少なくとも2年間，再発の危険性が高い場合は5年間内服すべきというものもあるが，一定の見解は得られていない。双極性障害の薬物療法による再発予防効果は50％程度であり，90％は再発を経験し生涯における病相回数は2〜30回（平均9回）という報告もあり，再発を繰り返す例，重症例，双極性障害の家族歴のある例は，内服継続が望ましい[39]。

　なお双極性障害の再発危険因子は，うつ病の再発危険因子に準じる。

### DSM-Ⅳ-TR による躁病エピソードの診断基準

A．気分が異常かつ持続的に高揚し，開放的で，またはいらだたしい，いつもとは異なった期間が，少なくとも1週間持続する（入院治療が必要な場合はいかなる期間でもよい）。

B．気分の障害の期間中，以下の症状のうち3つ（またはそれ以上）が持続しており（気分が単にいらだたしい場合は4つ）はっきりと認められる程度に存在している。
 1　自尊心の肥大，または誇大
 2　睡眠欲求の減少（例：3時間眠っただけでよく休めたと感じる）
 3　普段よりも多弁であるか，喋り続けようとする心迫
 4　観念奔逸，またはいくつもの考えが競い合っている主観的な体験
 5　注意散漫（すなわち，注意があまりにも容易に，重要でないかまたは関係のない外部刺激によって他に転じる）
 6　目標志向性の活動（社会的，職業または学校内，性的のいずれか）の増加，または精神運動性の焦燥）
 7　まずい結果になりやすい可能性が高い快楽的活動に熱中すること

（例：制御のきかない買いあさり，性的無分別，またはばかげた商売への投資などに専念すること）
C. 症状は混合性エピソードの基準を満たさない
D. 気分の障害は，職業的機能や日常の社会活動または他者との人間関係にいちじるしい障害を起こすほど，または自己または他者を傷つけるのを防ぐため入院が必要であるほど重篤であるか，または精神病性の特徴が存在する．
E. 症状は，物質（例：乱用薬物，投薬，あるいは他の治療）の直接的な生理学的作用，または一般身体疾患（例：甲状腺機能亢進症）によるものではない．
　　注：身体的な抗うつ治療（例：投薬，電気けいれん療法，光療法）によって明らかに引き起こされた躁病様のエピソードは，双極Ⅰ型障害にあたるものとすべきではない．

＊American Psychiatric Association 著，高橋三郎・大野　裕・染矢俊幸訳：DSM-Ⅳ-TR 精神疾患の分類と診断の手引　新訂版．医学書院，東京，2003[9]）より引用

## DSM-Ⅳ-TR による混合性エピソードの診断基準

A. 少なくとも1週間の間ほとんど毎日，躁病エピソード（88ページ参照）の基準と大うつ病エピソード（83ページ参照）の基準を（期間を除いて）ともに満たす．
B. 気分の障害は，職業的機能や日常の社会的活動，または他者との人間関係に著しい障害を起こすほど，あるいは自己または他者を傷つけるのを防ぐため入院が必要であるほど重篤であるか，または精神病性の特徴が存在する．
C. 症状は，物質の直接的な生理学的作用（例：乱用薬物，投薬，あるいは他の治療），または一般身体疾患（例：甲状腺機能亢進症）によるものではない．
　　注：身体的な抗うつ治療（例：投薬，電気けいれん療法，光治療）によって明らかに引き起こされた混合性様のエピソードは，双極Ⅰ型障害の診断にあたるものとするべきではない．

＊American Psychiatric Association 著，高橋三郎・大野　裕・染矢俊幸訳：DSM-Ⅳ-TR 精神疾患の分類と診断の手引　新訂版．医学書院，東京，2003[9]）より引用

### DSM-Ⅳ-TR による軽躁病エピソードの診断基準

A. 持続的に高揚した，開放的な，またはいらだたしい気分が，少なくとも4日間続くはっきりとした期間があり，それは抑うつのない通常の気分とは明らかに異なっている。
B. 気分の障害の期間中，以下の症状のうち3つ（またはそれ以上）が持続しており（気分が単にいらだたしい場合は4つ），はっきりと認められる程度に存在している。
   (1) 自尊心の肥大，または誇大
   (2) 睡眠欲求の減少（例：3時間眠っただけでよく休めたと感じる）
   (3) 普段より多弁であるか，喋り続けようとする心迫
   (4) 観念奔逸，またはいくつもの考えが競い合っているという主観的な体験
   (5) 注意散漫（すなわち，注意があまりにも容易に，重要でないかまたは関係のない外的刺激によって他に転じる）
   (6) 目標志向性の活動（社会的，職場または学校内，性的のいずれか）の増加，または精神運動性の焦燥
   (7) まずい結果になる可能性が高い快楽的活動に熱中すること（例：制御のきかない買いあさり，性的無分別，またはばかげた商売への投資などに専念する人）
C. エピソードには，その人が症状のないときの特徴とは異なる明確な機能変化が随伴する。
D. 気分の障害や機能の変化は，他者から観察可能である。
E. エピソードは，社会的または職業的機能に著しい障害を起こすほど，または入院を必要とするほど重篤でなく，精神病性の特徴は存在しない。
F. 症状は，物質（例：乱用薬物，投薬，あるいは他の治療）の直接的な生理学的作用，または一般身体疾患（例：甲状腺機能亢進症）によるものではない。
   注：身体的な抗うつ治療（例：投薬，電気けいれん療法，光療法）によって明らかに引き起こされた軽躁病様のエピソードは，双極Ⅱ型障害の診断にあたるものとするべきではない。

＊American Psychiatric Association 著，高橋三郎・大野　裕・染矢俊幸訳：DSM-Ⅳ-TR 精神疾患の分類と診断の手引　新訂版．医学書院，東京，2003[9]より引用

> **DSM-Ⅳ-TR による双極性Ⅰ型障害の典型例（うつ病）の診断基準**
>
> A．現在（または最も最近は）大うつ病エピソードにある。
> B．以前に少なくとも1回，躁病エピソードまたは混合性エピソードが存在した。
> C．基準AとBの気分のエピソードが統合失調感情障害ではうまく説明されないし，統合失調性，統合失調症様障害，妄想性障害，または特定不能の精神病性障害に重畳していない。

＊American Psychiatric Association 著，高橋三郎・大野　裕・染矢俊幸訳：DSM-Ⅳ-TR 精神疾患の分類と診断の手引　新訂版．医学書院，東京，2003[9]）より引用

> **DSM-Ⅳ-TR による双極性Ⅱ型障害の診断基準**
>
> A．1回またはそれ以上の大うつ病エピソードの存在（または既往歴）
> B．少なくとも1回の軽躁病エピソードの存在（または既往歴）
> C．躁病エピソードまたは混合性エピソードが存在したことがない。
> D．基準AとBとの気分症状は統合失調感情障害ではうまく説明されないし，統合失調症，統合失調様障害，妄想性障害，または特定不能の精神病性障害に重畳するものでない。
> E．その症状は，臨床的にいちじるしい苦痛，または社会的，職業的，または他の重要な領域における機能の障害を引き起こしている。

＊American Psychiatric Association 著，高橋三郎・大野　裕・染矢俊幸訳：DSM-Ⅳ-TR 精神疾患の分類と診断の手引　新訂版．医学書院，東京，2003[9]）より引用

### ❹ うつ状態

　診断基準を満たしていなくても憂鬱感，無気力感，おっくうさがあり日常に支障が生じている場合に，「うつ状態」と診断することが多々ある。うつ病の前段階である場合と，他の心の病の疾患に伴う場合がある。

## 2．パニック障害

　ある日突然，電車の中，レストランでの食事中などに心臓がバクバクして，息切れや呼吸困難，めまい，吐き気を感じて，このまま死んでしまう

のではないかという恐怖心を伴う「パニック発作」を繰り返す状態である。最初は気のせいと思っているが，数回発作を繰り返すうちに，また発作が起こるかもしれないという「予期不安」や発作を起こした場所を恐れるようになる「広場恐怖」が加わることも多々ある。心身のストレスにより脳の不安に関与する「青斑核」の機能との関係が示唆されている。100人に3～6人の罹患といわれ，女性に多く男性の2～3倍である。20代で発作を経験することが多い，60代以降の罹患はまれである。電車，バスなどの混雑した公共の乗り物，レストランで会食中，長い列待ち，美容院でヘアーカット中などに発作が起こりやすい。

　発作を起こす不安から外出が困難となり，社会生活に支障をきたす。抗うつ薬や発作時に服用する抗不安薬などを使用しながら，苦手な場所に少しずつトライし，発作をどのような方法で乗り越えたかなどを記録することも症状の軽減に効果的である。睡眠不足，過重労働など身体的な負荷によっても誘発されることがあるため，日常の生活習慣を規則正しくしていくことも不可欠である。

　治療は，薬物療法（抗うつ薬：特にSSRI，抗不安薬など）は有効であることが多く，ケースにより認知行動療法も有効である。

　DSM-Ⅳ-TRの診断基準は11ページを参照されたい。

## 3. 適応障害

　就職や結婚，異動，昇進，転職の環境の変化，人間関係のトラブルで受けたストレスにうまく対応できず，落ち込みや強い不安感，体調不良（どんな症状でもよい）となる状態である。思春期，青年期にかけて発症しやすい。原因となるストレスは，誰にでも起こりうることであるが，本人は，恐ろしくきついものであると自覚している。ストレスの原因が明確であるため，ストレス源から離れれば早期に症状が改善することが特徴である。ただし，ストレスと無縁であることは不可能で，ストレス源から離れるばかりでは，社会生活が成立できない人生を送る可能性もあるため，ストレス耐性を高めていく自助努力も必要である。症状により薬物療法とともに認知行動療法も効果的である。

　適応障害には，抑うつ気分を伴うもの，不安を伴うもの，身体的な愁訴を伴うものなどがある。

> **DSM-Ⅳ-TR による適応障害の診断基準**
>
> A. はっきりと確認できるストレス因子に反応して，そのストレス因子の始まりから3ヵ月以内に情緒面または行動面の症状が出現。
> B. これらの症状や行動は臨床的にいちじるしく，それは以下のどちらかによって裏づけられている。
>   (1) そのストレス因子に曝露されたときに予測されるものをはるかに超えた苦痛。
>   (2) 社会的または職業的（学業的）機能のいちじるしい障害。
> C. ストレス関連性障害は他の特定のⅠ軸障害の基準を満たしていないし，すでに存在しているⅠ軸障害またはⅡ軸障害の単なる変化でもない。
> D. 症状は，死別反応を示すものではない。
> E. そのストレス因子（またはその結果）がひとたび終結すると，症状がその後さらに6ヵ月以上持続することはない。

＊American Psychiatric Association 著，高橋三郎・大野 裕・染矢俊幸訳：DSM-Ⅳ-TR 精神疾患の分類と診断の手引 新訂版．医学書院，東京，2003[9)] より引用

## 4. 摂食障害

　大量の食べ物を食べては吐く，極端に食事を減らすなどの食行動異常であるが，完璧主義で，自己評価が低く，ストレスをため込みやすい性格も症状形成の要因になっている。90％は10代から30代までに発症するが，最近は結婚後にも発症がみられる。先進国に多いことから社会経済的要因との関係性が深いと考えられている。男性の罹患率は数％であり，女性のストレス疾患の代表であるといえる。
　きっかけは，自己流のダイエットであることがほとんどであるが，病因としては，成育歴や素因に起因する低い自己評価や all or nothing 的考え方など心理的な問題が根本的に存在するが，実際の臨床では，行動面の異常，精神面の異常，身体面の異常としてさまざまな症状を呈する[46)]。

## ❶ 行動面の異常[47]

### a．多彩な食行動異常

- 摂食制限：「まったく食べない」「肉や揚げ物を食べない」「お米を食べない」「決まった低カロリーのものしか食べない」などがある。拒食タイプでは，痩せすぎ状態であるにもかかわらず体を動かしていないと気がすまず，「長時間歩き続ける」「ジムでトレーニングする」などがよくみられる。1日に何度も体重を量り，数百グラムの増減にも一喜一憂し，さらに過活動が促進される。
- 過食：「コンビニで1日数千円から1万円お菓子類を食べる」「親に買いにいかせて過食する」「こっそり隠れて過食する」などさまざまである。過食行動は，いつも我慢しているもの（ケーキやチョコレートなど）を我慢できなくなって食べることがほとんどである。
- 排出行動：代表的なものは「自己誘発性嘔吐」である。一般的にはのどに指を入れて吐くことが多い。このタイプでは，「吐きだこ」が指にできる。

  長期に「自己誘発性嘔吐」を繰り返すことにより，苦しまず自然に吐けてしまう状態になることもまれではない。「自己誘発性嘔吐」はしなくても，市販の下剤を大量に服用することも多々ある。筆者の経験では1日300錠服用していた患者が存在した。一般的に「自己誘発性嘔吐」は，過食後に体重減少を目的として行われることが多い。
- その他：チューイングといい，飲み込まずに出してしまう行為や自室に食物を貯蔵しておく行為もみられる。

### b．完璧主義，万引き，自傷行為など

- 特に神経性無食欲症（制限型）は小さいころから何でもきちんとやれる優等生的な子どもが多い。完璧に食事制限をし，体重を測り1gも増えないようにコントロールしている。
- 万引きは拒食から過食に移行するときに多く，食べたいものを我慢できずに万引きすることも多々みられる。
- 自傷行為：リストカットやたくさんピアスをつけるなど，自分の体を傷つけることで，刹那的につらい気持ちをやわらげる行為とされている。時に醜形恐怖となり，形成外科で顔の整形を何度も繰り返すケースもある。

## ❷ 心理面の異常（ボディイメージの障害）[47]

### a．やせ願望・肥満恐怖
　標準体重よりもはるかに低体重であっても太っていると思い込み，さらに痩せようとする。患者は，「痩せたい」という言葉を使わず「これ以上太りたくない」との表現をすることも多い。痩せ願望が，過剰な運動や過激な食事制限，過食後の自己嘔吐につながっていく。

### b．体重に敏感
　体重のわずかな増減により，恐怖や安心感が左右される。

### c．病識がない
　特に神経性無食欲症の場合は病気であるという意識がないことが多く，初期には自ら医療機関を受診することが少ない。家族や学校の教師が激しい体重減少に気づき本人の意に反して受診することがほとんどである。過食（過食・嘔吐タイプ）は，体重が増えることには拒否的であっても，過食やその後の自己嘔吐の身体的苦しさや，抑うつ状態などがきつくなり，医療機関を自ら受診することも見られる。ただし，十分な病識があるとは限らない。

### d．抑うつ
　既述したが，過食後の自己嘔吐後，「なぜこんなことをやってしまったのか」という自己嫌悪になり，無力感から抑うつ状態となる。

### e．不安
　体重が少しでも増えると不安から恐怖となる。体重が増加すると劣等意識が高まり，自分をよく知っている人とは会えなくなる患者が多い，自分の昔を知らない人とは会えたりする。

### f．強迫症状
　食事のカロリーや体重へのこだわりが強く，毎日ほとんど同じメニューの食事であることが多い。食事だけでなく日常のスケジュールもほとんど決まっており，突然の用事などにはパニックになってしまう。

### g．低い自己評価
　特に過食タイプ（神経性大食症）の場合は，体重が自分の思うようにコントロールできないことや，過食・嘔吐のすさんだ生活を送っている自分に対しての評価がきわめて低下する。

### 表9 摂食障害の日本における現状

1. 欧米と同様に患者の9割が10代から30代の女性で，性と年齢に偏りがある．
2. 最近の調査で，日本における死亡率は7%ときわめて高い．
3. 患者数は欧米，オーストラリア，日本など先進国に多く，最近の調査で日本の有病率は欧米に匹敵する高さである．
4. 病型が時代とともに変化している．日本では1960年代はANが主で，1980年代以降はBNが多くなり，最近ではそのいずれにも属さない摂食障害が増加している．
5. 他の精神疾患（気分障害や不安障害など）や行動の障害（自傷行為や過剰服薬など）を併存することが多い．
6. 摂食障害，特にANは治療への抵抗感が強いことから，重篤な状態になっても医療機関を受診しないことがまれではない．
7. 医師のみでなく，心理士，看護師，助産師，保健師，作業療法士，養護教諭，社会福祉士など多くの職種の人たちの治療への関与と協力を要する．
8. 日本では患者は精神科，心療内科，内科，小児科，産婦人科，救急部，歯科など多くの診療科を受診する．精神科医と心理士が治療の中心である欧米と異なる．
9. 日本では患者数が増加する（1980年から約10倍）一方で，治療施設や治療者が不足している．欧米のような摂食障害専門治療施設が日本にない．摂食障害専門心理士が少ない．
10. 診療体制の違いから日本と欧米では治療の実情が異なる．日本では治療法が多様で，支持的精神療法に独自に工夫された治療法を組み合わせることが多い．有効な治療薬が今のところない．一方，欧米では単一の治療法（認知行動療法など）が主に用いられる．
11. 摂食障害への，医療や社会のサポートシステムが日本では立ち遅れている．

AN：神経性無食欲症（anorexia nervosa），BN：神経性大食症（bulimia nervosa）
＊Birmingham CL, Treasure J 著，太田大介監訳：摂食障害の身体治療—チーム医療の実践を目指して．南山堂，東京，2012[46)]

### 表10 摂食障害の身体的合併症

| 頭頸部 | ・意識消失<br>・脳萎縮<br>・脱水→微小脳梗塞<br>・虫歯・歯茎異常<br>・唾液腺腫脹 | 骨関節 | ・右頭頂部線状骨折<br>・病的骨折<br>・関節痛<br>・筋肉痛<br>・骨粗鬆症<br>・腰痛 |
|---|---|---|---|
| 血液・循環器 | ・徐脈<br>・不整脈<br>・滴状心<br>・心嚢液<br>・低血圧<br>・汎血球減少 | 消化器・泌尿器 | ・下痢・便秘<br>・痔核・脱肛<br>・尿漏れ |
| | | その他 | ・浮腫<br>・腎機能障害<br>・肝機能障害<br>・無月経<br>・低血糖<br>・吐きだこ<br>・低体温・冷え性 |
| 皮膚 | ・紫斑<br>・脱毛<br>・産毛増生 | | |

＊Birmingham CL, Treasure J 著，太田大介監訳：摂食障害の身体治療—チーム医療の実践を目指して．南山堂，東京，2012[46)]

### ❸ 身体面の異常[47]

他の心の病と大きく異なるのは，長期にわたる食行動異常が持続することによる，身体面への影響である。

#### a．理学所見

小児発症の神経性無食欲症では低身長が特徴的である。思春期の症例では，低体温，徐脈，脱毛がみられ，亜鉛減少による味覚異常，慢性便秘，腸閉塞などもみられる。

過食・嘔吐タイプでは，吐きだこ，歯科的異常（エナメル質の腐食），頻回の嘔吐のため唾液腺が刺激され腫脹し，摂食障害に特異的な顔型になる。

#### b．検査所見

低栄養による貧血や低タンパク血症，嘔吐タイプでは血清アミラーゼが上昇する。下剤や自己嘔吐で電解質バランスがくずれ，時に低カリウム血症となり致死的な不整脈となる。

無月経となり，子宮や卵巣機能が低下し，将来の妊孕性にも影響が生じることもある。

「過食」「拒食」「過食・嘔吐」「拒食・嘔吐」などのタイプに分かれる。特に多いものは「過食・嘔吐」タイプである。特に拒食タイプは治療への抵抗感が強く，重篤な状況（体重減少が激しいなど）になっても治療を受けないことはまれではない。極度にやせ願望が強いために治療に抵抗を感じ（治療すると太ってしまうという恐怖があるため）治療が軌道にのるまでにかなりの時間を要する。

有効な治療法は特になく，現状では対症療法的に個々の症例に対応している。

一般的に数年から10年単位と治療に長期間を要することが多い疾患のため，すぐに治ると楽観するのはむしろ挫折のもとである。「吐く回数を減らしてみる」「満足感が得られる量を食べる」などの段階的に食行動の目標設定とともに，自己評価を高める認知行動療法などの心理療法は不可欠である。残念ながら摂食障害に特異的に有効な薬物療法はない。

日本摂食障害学会では，2012年摂食障害治療ガイドライン[47]を発表した。治療の詳細はそちらを参照していただきたい。

### 表11 摂食障害にみられる併存症

| 気分障害 | うつ病，気分変調性障害，双極Ⅱ型障害 |
|---|---|
| 不安障害 | 強迫性障害，パニック障害，社交不安障害，全般性不安障害 |
| パーソナリティ障害 | 境界性障害，演技性障害，回避性障害，依存性障害，強迫性障害 |
| 物質関連障害 | 薬物依存・乱用，アルコール依存・乱用 |

＊Birmingham CL. Treasure J 著，太田大介監訳：摂食障害の身体治療―チーム医療の実践を目指して．南山堂，東京，2012[46]

### 表12 摂食障害のリスクファクター

- ・極端なダイエット行動
- ・低い自己評価
- ・ネガティブなボディイメージ
- ・痩身理想の内面化
- ・肥満恐怖
- ・女性（心身の発達要因，女性役割，スーパーウーマン志向）
- ・家族・対人関係の問題

- ・体重体型の調整が必要な仕事や趣味
- ・食事制限を要する疾患
- ・食品や栄養価への固執
- ・思春期の身体的変化
- ・発達課題の達成困難
- ・痩せ礼讃風潮などの社会文化的要因

- ・精神的要因（完璧主義，慢性不全感，性的虐待などの心的外傷，精神障害）
- ・身体的要因（肥満しやすさ，早熟，遺伝要因），家族の摂食障害や精神障害など

＊Birmingham CL. Treasure J 著，太田大介監訳：摂食障害の身体治療―チーム医療の実践を目指して．南山堂，東京，2012[46]

---

### DSM-Ⅳ-TR による神経性無食欲症の診断基準

A. 年齢と身長に対する正常体重の最低限，またはそれ以上を維持することの拒否（例：期待される体重の85％以下の体重が続くような体重減少；または成長期間中に期待される体重増加がなく，期待される体重の85％以下になる）

B. 体重が不足している場合でも，体重が増えること，または肥満することに対する恐怖

C. 自分の体重，体型の感じ方の障害。自己評価に対する体重や体型の過剰な影響，または現在の低体重の重大さの否認

D. 初潮後の女性の場合は，無月経，すなわち月経周期が連続して少なくとも3回欠如する（エストロゲンなどのホルモン投与後にのみ月経が起きている場合，その女性は無月経とみなされる）

＊American Psychiatric Association 著，高橋三郎・大野　裕・染矢俊幸訳：DSM-Ⅳ-TR 精神疾患の分類と診断の手引　新訂版．医学書院，東京，2003[9] より引用

### DSM-Ⅳ-TR による神経性大食症の診断基準

A．むちゃ喰いのエピソードの繰り返し．むちゃ喰いのエピソードは以下の2つによって特徴づけられる．
 1 他とはっきり区別される時間帯に（例：1日の何時でも2時間以内），ほとんどの人が同じような時間に同じような環境で食べる量よりも明らかに多い食物を食べること．
 2 そのエピソードの期間では，食べることを制御できないという感覚（例：食べるのをやめることができない，または，何を，どれほど多く，食べているかを制御できないという感じ）．
B．体重の増加を防ぐために不適切な代償行動を繰り返す．たとえば自己誘発性嘔吐；下剤，利尿剤，浣腸，またはその他の薬剤の誤った使用；絶食；または過剰な運動
C．むちゃ喰いおよび不適切な代償行動はともに，平均して，少なくとも3ヵ月にわたって週に2回起こっている．
D．自己評価は，体型，体重の影響を過剰に受けている．
E．障害は，神経性無食欲症のエピソード期間中にのみ起こるものではない．

＊American Psychiatric Association 著，高橋三郎・大野 裕・染矢俊幸訳：DSM-Ⅳ-TR 精神疾患の分類と診断の手引　新訂版．医学書院，東京，2003[9]）より引用

## 5. 社交不安障害

　スピーチをする，人前で字を書いたり電話応対をするなどの場面で，動悸，赤面，震え，発汗，吐き気などの身体症状と，「自分は笑われる，恥ずかしい」という不安や恐怖にかられ，人前に出ることを極力避けるような状態である．

　日本には本障害の患者が300万人（成人の1～3%）いるとされ，女性にやや多い傾向がある．「気のせい」「性格のせい」と言われていることが多く，発見が遅れる傾向もある．抗うつ薬のSSRIが効果的であり，早期に専門医を受診することで，社会生活に支障がなくなる状態になりうる可能性は高い．

いわゆる「ひきこもり」のなかの何割かはこの疾患である可能性も高い。DSM-Ⅳ-TR による診断基準については 9 ページを参照されたい。

## 6. 更年期障害

　心身医学の立場から，心の病を扱う際，更年期障害は心身相関の観点から重要と考えられるため，DSM-Ⅳ-TR には記載がないが，女性の更年期障害について触れてみたい。

　更年期とは閉経前後の数年の生殖可能な年齢から不可能な年齢への移行期である。女性の半数は，45～50 歳までに閉経となることから 45～55 歳の時期を更年期と考えてよい。この時期は，視力の衰え，物忘れなどの老化現象に加え，社会的には子育てが終わり，夫が定年を迎えるなどの環境の変化もあり，心身両面での変化が多い時期である。これらの変化に適応できないといわゆる更年期障害としての心身のさまざまな不調が現れる。

　以下更年期障害の諸説を紹介する。

・更年期障害＝不定愁訴説

　九嶋[48]は，発症要因として，卵巣機能の衰えよりも加齢に伴う内分泌機能の変動が自律神経の不調をきたし，不定愁訴が起こると考えた。

　森[48]は，女性ホルモンの欠乏などの内分泌器官の衰えに加え，環境，性格，ストレスなどのさまざまな要因がからみあって，日常に支障をきたす障害を更年期障害とした。この考え方は，一般社会において広く受け入れられ，更年期の女性が体の不調を訴えると，更年期障害といわれることが多々ある。

・更年期障害＝エストロゲン欠乏説

　五十嵐によれば，更年期にみられる種々の症状を更年期障害とする説ではなく，更年期障害をエストロゲン欠乏にもとづく症状と限定した。代表的な症状は，月経の停止，顔面紅潮，発汗，不眠である。長期にわたるエストロゲン欠乏による性交痛，尿道炎，骨粗鬆症，変形性関節症，動脈硬化症，肥満を老年期障害と呼び区別した。

・日本産婦人科学会の定義

　更年期に現れる多種多様な症状のなかで，器質的変化に起因しない症状を更年期症状と呼び，これらの症状のなかで日常生活に支障をきたす病態を更年期障害と定義した。更年期症状，更年期障害の主たる原因は，卵巣

> **更年期障害の主たる症状**
>
> - 血管運動神経症状
>   （ほてり，のぼせ，発汗，手足の冷え）
> - 精神神経症状
>   （頭痛，頭重感，憂うつ，不安，いらいら，めまい，無気力，記憶力減退，気分の不安定，不眠，物忘れなど）
> - 運動器官症状
>   （肩こり，背部痛，腰痛，関節痛，筋肉痛）
> - 知覚症状
>   （しびれ，知覚過敏，知覚鈍麻，視力低下）
> - 消化器症状
>   （悪心，便秘，腹痛，腹部膨満感，食欲不振，下腹部痛）
> - 泌尿・生殖器症状
>   （排尿痛，頻尿，膣乾燥感，性交痛など）
> - その他
>   （疲労感，胸部圧迫感，耳鳴り，立ちくらみ）

＊水沼英樹：更年期障害．保健同人社，2009[48]より引用

機能の低下であり，これに加齢に伴う身体的変化，精神，心理的な要因，社会文化的な環境因子が複合的に影響することにより症状が発現する。

　これらの症状は，他の器質的な疾患でも起こるため，身体的な精査は不可欠である。更年期の女性が不調を訴えてもすぐに更年期障害と決めつけないことが重要である。

　治療は，薬物療法としてホルモン補充療法や抗不安薬，抗うつ薬，漢方などが使われるが，個々状態に合わせて処方される。心理療法も併用される場合もある。

## 7．発達障害（詳細は 16 ページも参照）

　自閉症スペクトラム障害，ADHD において，幼児期に早期発見され適切な対応や治療を受けた群は良好な経過をたどり青年期以降は，障害特性を持ちながらも適応的に過ごせることもまれではなくなった[49]。これは世

界的に早期療育が広まってきたことによる。しかし，幼児期に比較的軽症で，未治療で大人になったケースでは，社会人としての仕事の要求度についていくことができず，職場でのトラブルや引きこもりへつながることもある[50]。

### ❶ ADHD

青年期までのADHDの予後：多動児は青年になっても落ち着きのなさと集中力の障害が持続し，約25％が反社会性人格障害，薬物依存を有し，学業成績は不良であることが多く学校不適応があり，早期に退学することがまれでない[51]。

欧米では大人のADHDの有病率は4％とされ，まれな障害ではない。日本では静岡県浜松市の男女1万人，18～49歳の調査によると有病率の推定値は1.65％であった[52]。

大人のADHDは問題が多岐にわたることが多い（表13）[9,12,53~55]。職場で締め切りを守れない，場の雰囲気が読めないため，マイペースでの仕事が多くなるなどから上司や同僚との人間関係が困難となり，その結果仕事を転々とし，経済的にも困窮してくる。

大人のADHDは合併症があることが多い。13.1％に感情障害，12.3％に衝動制御の障害，10.8％に薬物乱用，9.5％に不安障害とのUSAの報告[51]がある。

治療は薬物療法（アトモキセチン）と療育治療が基本である。

### ❷ 自閉症スペクトラム障害

大人の自閉症スペクトラム障害の主症状は3つ組の障害[54~56]であり，以下となる。

・対人交流の障害

本質は他者との総合的で親密な交流の困難さである。他人とのかかわり方が，年齢より幼稚であり，風変りであることが特徴である。たとえば過度に格式ばった振る舞いをする，ぎこちない，羞恥心が乏しい，身だしなみの問題などがあり，サイズが異なる服をきていても平気であったりする。他者が「なんとなく違和感」を感じることが自閉症の疑いのきっかけとなったりする。

表13　大人のADHDの主症状およびそこから生じる問題

| | 成人期の症状 |
|---|---|
| 多動性 | ・過剰におしゃべりをする。<br>・そわそわしていて忙しそう。<br>・感情の起伏が激しい。<br>・仕事を過剰に引き受けてしまう。<br>・貧乏ゆすりなど，目的のない動き。 |
| 衝動性 | ・易刺激性，短気。<br>・転職が頻繁。<br>・思いつきの旅行。<br>・危険な運転（信号無視，スピード違反）。<br>・喫煙，カフェインの過剰摂取。<br>・衝動的・無計画な買い物（待てない）。 |
| 不注意 | ・気が散りやすい，注意の持続が困難。<br>・優先順位に無関係に先延ばしする。<br>・順序だてて行動できず整理整頓が苦手。<br>・見通し，予測といった感覚がない。<br>・業務遂行が困難。<br>・計画通りに実行できない。<br>・忘れ物，なくしものが多い。 |

⬇

生じる問題

・不注意のための仕事上の失敗。
・約束を守らない。責任感がない。信頼できない。
・自らの行動が他人にどう影響しているかに気づかず仲間関係が損なわれがち。
・失敗感，達成感のなさが強まる。
・精神障害を併存しやすい。
・アルコールや薬物乱用。
・交通事故の繰り返し。
・反社会的行為による拘留。

・コミュニケーションの障害

　文法的に適度に正しい話し方をする，話し方が一本調子であったり，声高であったりする。非言語的な身振りなどはまったくないか，もしくは過度に大げさである場合も散見される。こちらの話を聞いているように見えても理解していない場合も多々ある。

・イマジネーションの障害

　子どもでは既述したように，ごっこ遊びや見立て遊びができないが，成人の場合は自己や他者の行動を予測することと，その予測に基づいて社会的場面で適当にふるまうことが困難である。「こう言ったら相手がどう思

うか」といった予測が容易でないため，自分で思っていることをそのまま発言してしまう。

興味の範囲が非常に狭く，特定の事物や情報への強い関心があり，専門的な用語などの知識は豊富そうに見えるが，社会生活における基本的なことはまったく知らず，身についていないことも特徴である。

・その他

痛みに過敏，もしくは鈍感である場合もある。たとえば採血時に異常に恐怖感を訴えることもある。超音波検査や心電図の電極の感触などを想定以上に苦痛と感じていることもある。

治療は薬物療法（リスペリドンなど）や療育治療が中心となる。

# 3 ライフサイクルとメンタルヘルス

## 1. 青年期

　青年期は，学者により区分は異なるが代表的なものとしてSullivanの区分がある。Sullivanによれば，10歳～14歳を「プレ青年期」，14歳から17歳前後を「青年前期」，17歳から22～23歳を「青年後期」，30歳前後までを「プレ成人期」と分類した。職場のメンタルヘルスの問題が生じてくるのは青年後期からプレ成人期であるため，この時期に焦点をあててメンタルヘルスの問題を述べることにする。

　10代後半から20歳代前半は，高校や大学を卒業し就職する時期である。
　身体的（生物学的）には，成熟するが，社会的，心理的には未熟な時期である。Eriksonによれば，心理・社会的な葛藤はこの時期にもっとも起こりやすく，アイデンティティが確立している青年は，基本的に自己肯定感があり，対人関係で悩みを抱えても乗り越えることができるとした。アイデンティティが拡散している場合は，職業選択に関しても迷いが多く，頻回に職業を変えたり，友人関係でも長く続かない場合が多くなる。

　自分の適性を知り職業を選択できることと，親から独立し，友人や伴侶を選択し新しい家庭を築くことがメンタルヘルス上の青年期の課題である。

　30歳代では，自分が選択した職業などが本当に正しかったかどうか振り返る時期である。自己選択が正しいものとして肯定感が再度獲得できない場合は，自己否定感が増し，抑うつや不安といった症状が出ることがある。

### ❶ 青年期における主なライフイベント

#### a．青年期の職業選択

　バブル経済の時代と異なり，現在は，新卒求人数を減じ，採用を見合わせる企業が珍しくなくなった時代である。経費削減の目的で，正社員数を少なくし，期間限定の社員や派遣，パートタイム社員の求人を増加すると

いう経営方針の企業も多々ある。この結果，希望する企業に入社できるまで就職活動を続けていくグループや，たくさんの企業を受験しても不合格となるグループは就職浪人となり，大卒後も就職活動を続けることがまれではなくなった。一方で，このような社会的状況から，就職浪人をしても就職できない可能性もあるため，本来希望していた職種や企業をあきらめ，とりあえず採用された会社に就職する若者も存在する。経済的な事情などで希望していない企業に就職した場合は，仕事に対するモチベーションが低くなり，不適応になりやすい可能性が高くなる。出勤しようとすると気分が不調になり，動悸，過呼吸や腹痛などの身体症状が出現することもある。

メンタルヘルスの問題は，個人の素因，性格，気質，家庭環境など多種の要因が絡み合って生じるものであるが，青年期の職業選択にあたり，日本が抱える社会，経済的要因は，個人の努力などでは解決できないため，さらなるメンタル不調につながる場合もありうる。

青年期に職を失うことは，心身に多大な影響を与える。アルコール依存，自殺，家庭内暴力は，失業を契機にしばしば発症する。

青年期のアイデンティティの確立と職業は密接に関係しているので，失業はアイデンティティの崩壊に容易につながってしまう。

b．結婚

Erikson のライフサイクルの理論によれば，青年期に結婚し，新しい家庭を築き子どもを産み育てることが，よりよい壮年期につながるとしている。これは 1950 年代をベースに構築された理論であり，現代にそのまま当てはめることには困難があると思われる。当時の女性は仕事をもたずに家庭を守る主婦であることが一般的であったため，多くの女性は青年期を迎えると，結婚相手とめぐりあい，妊娠，出産の道を歩むことに支障がなかった。経済的にも社会的にも女性が結婚し母となることは，女性としてのアイデンティティの確立に大きな役割を果たしていたといえる。しかし時代とともに結婚観も変化してきた。

結婚観が変化したことは統計からも読み取れる。「国民衛生の動向 2010/2011（厚生労働統計協会）」によると，初婚年齢は，1980 年に男性 27.8 歳，女性 25.2 歳であったが，2011 年には男性 30.7 歳，女性 29.0 歳であり晩婚化が進んでいる。出産数は 2011 年 105 万 698 人（前年比 2 万 606 人減）で 1947 年以来統計をとってきたが，最も低かった。合計特殊出生率（一

人の女性が生涯に出産する子どもの数）は，2011年は2010年と同じ1.39であった。出生率が横ばいなのは女性の人数も減っていることを示している（1970年2.1，1980年1.75である）。参考までに諸外国の2011年合計特殊出生率は，一番高値はフランスの2.0であり，次いで英国1.96，スウェーデン1.94，USA1.93，韓国は1.24と日本よりも低い。出生率の低下は，未婚率の増加とも関連している。1980年では，25歳から29歳の男女の未婚率はそれぞれ，50%，23%であるが，2010年ではそれぞれ71.4%，59.0%であった。

青年期後期から壮年期への課題であるといわれていた「結婚し新しい家庭を作る」いうスタイルも変化し，独身者が増加している。このような時代の流れとともに女性が社会に進出し，妻と母というアイデンティティではない職業的アイデンティティも担うようになった。

### ❷ 青年期のメンタルヘルス問題の特徴

青年期のもっとも特徴的なことは「職業選択」を強いられる点である。発達心理学上，Eriksonはライフサイクル上の乳幼児期からの一つひとつの課題を達成して初めて精神的に健康な青年期が迎えられるとした。つまり，乗り越えられなかった課題を背負っていると青年期に容易に精神症状が出現しやすくなる[57]。

具体的には，学童期の発達課題は勤勉性で，この中には毎日の通学がおおむね苦にならないとの課題があるが，もしこれが乗り越えられていないと，就職しても出社できない可能性も考えられる。任された仕事を期限内で完成させたり，社会的な規律を守るというような常識的なことが培われていないまま就職すると上司からの注意にも敏感に反応し，不適応症状が出現することは容易に想像できる。

### 2．中年期（成人期，壮年期）

中年期30代後半から50代は心身ともに充実している時期である一方，身体的脆弱性や近親者の死に直面する機会も増え，「今後どのくらい生きることができるのか」という見方に変化する時期である。これまでの人生を振り返り，充実した老年期を迎えられるように心の準備をする時期でもある。参考までにJungは「人生を一日とすれば中年期は正午であり。一番活動的な時期であるが，やがて暗い夜を迎え，人生も中年期を過ぎれば徐々

に衰退するものである」とした。

Eriksonは，中年期の心理的課題は，前期は親密性，後期は生殖性であるとした。具体的には，同性の友人のみならず特定の異性と親密な関係をもつことができ（結婚），子孫を残し世代間伝達できることとした。

中年期は，体力的には下降期ではあるが，これまでの人生経験を生かしてさらに成熟していける年代でもあり，この転換期をどのように生きていくかが中年期の大きな課題である。

## ❶ 中年期のライフイベント

### a．身体的変化の時期

自分では，健康と自負していても健康診断で何らかの異常（脂質異常，耐糖能異常など）が見つかることも多く，身体に対する自信が喪失し，年齢を感じ始める。白髪や老眼は例外なく誰にでもやってくるが，若さに固執している場合はこれらの生物学的変化を受けとめきれず，抑うつ的になることもある。友人や両親や親戚の死を目の当たりにする機会も増え，若いときと異なり，自分の死を意識するようになる。ちょっとしたことが思い出せないこともまれではなくなり，心身の衰えを意識しながら日常生活を送る日々となっていく。これらの心身の衰えを当たり前の経過として受容できる人にとっては深刻な問題にはならず適応レベルがよい日々をすごせている。

### b．職場での変化

職場のなかでは，「中堅」となり，地位も安定し部下も増えてくる。上司もいて部下もいるという中間管理職であり，人間関係的には上と下の板挟みになり，調整力が求められてくるため，これがストレスとなり，心身の不調につながる可能性も否定できない。過重労働や職場の人間関係に起因するうつ病に注意する時期であるといえよう。同期の昇進なども気になる時期であり，時には焦燥感を覚えたりすることもあるが，青年期のようにエネルギッシュに猪突猛進で仕事をするのではなく，仕事の現状を理解し，時には妥協する覚悟も必要である。

ワークライフバランスを意識して，仕事のみに喜びを見出す，仕事人間にならないように注意が必要である。

高度経済成長期には，終身雇用制，年功序列制があり，中年期の安定を

支えるシステムが存在したが，現代ではグローバリズムによる企業間の競争の激化や成果主義の導入，30代以降のフリーターや無職者の増加により中年期の心理的，経済的な安定が得にくい時代となり，アイデンティティクライシスにつながるケースもまれではなくなった。

c．夫婦関係の変化

　加齢とともにお互いの心身の変化に直面し，性機能の低下や性的関心の希薄化が進み，生物学的性（sex）と社会的性（gender）をどのように受け止めていくか葛藤を生じる場合もある。中年期のインポテンスの原因は，約90％がアルコール，マイナートランキライザー，疲労，精神的，肉体的ストレスであり，加齢による影響は少ないと言われている。

　中年期には子育てにも変化が生じる。父母としての役割分担をしながら多少の期待をしながら子供を育ててきた時代から，子どもも思春期，青年期を迎え自我が芽生え，親の期待通りにはいかないことから葛藤が生じることもある。

　妻のなかには夫が会社で昇進することを期待していたが，思うように昇進できないことなどから夫に対する評価が低下し，夫婦関係のストレスの一因に発展するケースがある。さらに，仕事をもつ妻のなかで，経済的に自立できるグループは妻というアイデンティティを捨て，再度一人の女性として新たな出発をするケースもある。一方，専業主婦として夫を支え，家事や子育てに専念してきたグループのなかで，子供が自立していくことを契機にいわゆる空の巣症候群といわれる愛着の対象を喪失し，自分一人が取り残された感じとなり，抑うつ状態や種々の心身の不調が出現する場合もある。生物学的には，更年期でもあり，更年期障害としてのさまざまな不定愁訴が出現する。

　Levinsonによれば愛着の起源は，発達早期の相互作用的な母子関係にあるが，愛着は孤独や不安を和らげ安心感，帰属感を高める機能がある。そして，この愛着を配偶者や子供に転移した成人（中年期）は，この愛着から分離する状況に耐えがたい苦痛を感じることもあるという。

❷ 中年期のメンタルヘルス問題の特徴

　中年期はライフサイクル上，社会的にも家庭的にも最も充実した時期ではあるが，加齢による心身の衰えや近親者の死による喪失体験，子どもの

自立に関係する問題に加え，職業的には能力の限界を意識するなど生物学的，社会的，心理的に価値観が大きく変化し葛藤が生じやすい時期である。生物学的な脆弱性も加わり，精神的な問題ばかりでなく心身の不調が出やすい時期でもある[57]。

## 3. 老年期（主として初老期まで）

職場のメンタルヘルスとしては初老期（55歳から定年を迎える60歳から65歳くらいまで）が中心となるため，初老期に関して記述する。

Eriksonによれば，老年期の発達課題は，統合性であるとした。今までの人生を振り返り，自分の生き方を総合的に評価し，肯定的に受容できることが心理面の安定につながり，日々活力をもって生活できるとした。初老期は，円熟した老年期を迎えるための準備期であるといえる。

### ❶ 初老期のライフイベント

#### a．子どもの結婚，孫の誕生，近親者の死など

初老期は，青年期，壮年期を経てさまざまなライフイベントを経験し，心理的には物事に柔軟に対応できる年代ともいえる。

社会的には職場での地位が高く役職に就くことが多くなり，壮年期以上にマネージメント能力が求められる。一方，定年を迎えると，家庭で過ごす時間が増え，妻との関係を見直す時期となる。妻も夫が，毎日家にいるという環境となり，妻も夫も今後の付き合い方を見直す時期となる。特に男性は退職後社会的な地位がなくなるため，私的生活の中でどのように生きていくか悩む時期でもある。

子どもが結婚し，新たな孫世代が誕生する一方，父母をはじめとする近親者が亡くなるという経験も増え，喜びと悲哀という感情を統合していく能力も求められる。

日本人の平均寿命は世界のトップクラスとなり，初老期は人生最後の時期ではなくいわゆる第2の人生の始まりである。

### ❷ 初老期に好発するメンタルヘルス関連疾患

#### a．初老期うつ病

特徴：不安や焦燥が全面に現れ，抑制症状は弱いことが多い。「お金が

なくなってしまう」などの貧困妄想をはじめとする妄想も少なくない。抑制症状が目立たないため，治療的介入が遅れ症状が遷延化する傾向がある。

女性の場合は心身の不調を勝手に更年期障害と決めつけて，医療機関を受診しても身体的不調のみを訴える傾向がある。

この世代は，心の病にかかることに対して恥の意識を持つことも少なくなく，職場だけでなく家族にも隠していることもあり，これも症状の遷延化につながっていく。

職場では時折メンタルヘルスの研修を通して，特にこの世代には，「メンタルヘルスに対する偏見」をもたないようなアプローチが重要である。

#### b．初老期認知症

初老期に初発する認知機能の障害を主症状とする慢性，進行性の大脳の萎縮が生じ，記憶，思考，見当識，理解力，計算，言語，判断力の低下などの高次脳機能障害からなる症候群で，アルツハイマー型，脳血管型，ピック病などがこれに含まれる。

日本では認知症の 60％はアルツハイマー型である。

アルツハイマー型認知症は記憶障害，空間，時間の見当識障害，判断力の低下，徘徊などの行動異常がみられる。落ち込みや興味や喜びの消失もみられる場合もあり，うつ病との鑑別も重要である。女性にやや多く高齢になるほど増えるといわれる。

認知症の進行を抑えるための薬剤（メマンチン塩酸塩，ガランタミン臭化水素酸塩）が登場し臨床上は，早期発見が重要となる[58]。

ピック病は，40歳から60歳に初発し，怒りっぽくなるなどの人格障害的な症状や何度も同じことを繰り返すなどが初発症状であり，徐々に記憶障害へ進行していく。

### ❸ 初老期のメンタルヘルスの問題の特徴

初老期は長年の職業が主であった人生が終了し，家庭での時間が増え，パートナーとの関係も再調整が必要な時期である。子どもの結婚，孫の誕生という喜ばしいイベントばかりでなく近親者との別れなどの喪失体験も多くなり，ライフイベントは多く，メンタルヘルスの問題と密接に関係する時期である[57]。

# 4 職務・勤務形態からみた産業ストレス

## 1. 交代勤務者

　夜勤を伴う交代勤務者の特徴は，仕事をする時間が常に定まっているわけではなく，昼夜を頻回に移動する点にある。交代勤務者は，しばしば，夜中に仕事をして明るい昼間に睡眠をとるという昼夜逆転の生活を強制的に強いられる。このとき概日リズムを刻む体内時計は，急激な変化に対応できず，体内時計も昼夜逆転（時差ボケ状態）となる。この状態が，しばしば心身に影響を与えることが以前から報告されている。交代勤務の特徴は睡眠時間が減少し，疲労が増加する点である[59]。

　さらに，交代勤務者は，夜勤中の眠気の増大，仕事の能率の低下，勤務中のけがや死亡事故などのリスクが高く，安全面での影響が懸念されるとともに，睡眠障害，消化器疾患，糖尿病などの代謝性疾患，メタボリックシンドローム，うつ病などの発症のリスクとも関係している。東郷[60]は，交代勤務者は，日勤者と比べて抑うつレベルが高く，全体的な生活の質が低く，眠気や疲労の自覚レベルが高いと報告している。さらに交代勤務者は，慢性的に眠気があり，これは日勤時の夜間の睡眠時間の延長のみでは解消できないことを示唆している。

　交代勤務の代表的な職種である看護職の研究では，交代勤務者では，日勤者に比較してストレスや，慢性疲労を感じている者が多く，抑うつが日勤者より有意に高く，喫煙・飲酒も日勤者よりも頻度が多いと報告されている。職業性ストレスの緩衝作用としての喫煙や飲酒である可能性が高い[61]。

　現代は，24時間オープンしているコンビニエンスストアやスーパーマーケット，飲食店，書店など消費者にとっては非常に便利な時代となったが，これらに従事する労働者は，日勤者に比べて健康を害する可能性が高い。交代勤務者には日勤者以上にメンタルサポートや良質な睡眠を確保するための指導などが必要である。

## 2. 単身赴任者

　総務庁の「就業構造基本調査報告」によると，日本における単身赴任者の数は1992年約48万人，2005年約60万5,000人，2009年約94万7,800人と増加している。家族を伴わない単身赴任は本邦の特徴的な労働形態でもある。

　岩崎[62]は，単身赴任者40〜50代3,026人調査で「単身赴任者は非単身者に比較して，イライラや不安感が有意に高く，特に喫煙者で顕著であった」としている。

　松原ら[63]は単身赴任者の健康に及ぼす影響について調査し以下の点を報告した。

- 単身赴任に乗り気でなかった群は，前向きであった群に比較し，仕事や日常生活上のストレスを有意に強く感じていた。
- 単身赴任により，仕事や日常生活上のストレスが増強した群は，不変群に比較し有意に睡眠時間が減少した・
- 風邪，気管支炎，胃・十二指腸潰瘍の既往歴が単身赴任者群に有意に多かった。
- 単身赴任により食事回数，特に朝食の回数が減り，飲酒が増加し運動量が減少した。

　単身赴任により，仕事のストレスばかりでなく日常のストレス度も増し，このストレスにより生活のリズムが乱れ睡眠時間が減少し，食習慣，飲酒習慣にも影響を与えメンタル不調のみならず身体的な不調となると推測された。単身赴任者に関しては，赴任前の研修などで，適切な食習慣指導や，赴任後のメンタルサポート体制が重要である。

## 3. 海外勤務者

　海外在留邦人は2011年10月1日現在118万2,557人である。永住者39万9,907人を除いた78万2,650人が3ヵ月以上他国に滞在し，いずれ日本に帰国する。

　日本国内の人口は年々減少しているが，海外在留邦人数は2000年以降増加している。国別の在留邦人数は，USAが一番多く39万7,937人，次いで中国14万931人，次いでオーストラリア7万4,679人である（外務

省領事局政策課：海外在留邦人数調査の結果公表．2012年7月20日）。

　海外赴任は，異なる気候，風土，習慣，治安，文化に適応するだけでなく海外の自社の文化に適応していかねばならないため，国内の転勤と比較してストレス要因がさらに複雑である。また，自国と同様な先進国に赴任するのか，開発途上国に赴任するのかによっても衛生面や治安面でのストレス度が異なってくる。

　以前，海外勤務はエリートコースとみなされていた時代もあるが，グローバル化した現在では当たり前の現象であり，誰でも海外で仕事をする可能性がある時代となった。

　牧野[64]は69名の国内勤務者と24名の海外勤務者のストレス要因を比較し，両者の相違点について分析した。HolemsとRayによるストレス度は有意差をもって海外勤務者のほうが高かった。国内勤務者のストレス要因として最も多いものは勤務時間の変化であり，次いで家族の問題であった。国内勤務者では長時間労働による心身への負荷が蓄積されることによるメンタルヘルスへの影響が示唆された。海外勤務者では，海外への移動と異動に関連する手続き（住居の確保，子どもの学校など）そのものが最も大きなストレスであった。次いで上司との人間関係であった。日本とは異なり，海外では役所の手続きなども時間がかかることが一般的であり，思うように事務的な処理が進まないことも多々ある。迅速な事務処理になれた日本人にとっては耐え難い待ち時間を経験することもある。他国の文化との差異を赴任国の役所などで感じることも少なくない。

　さらに海外では，日本の本社に比較して支社は社員数も少なく，いったん上司との関係が悪くなると，緩衝要因である同僚や部下がいない，もしくは少ないこともあり，人間関係の修復が困難となる傾向がある[64]。

## 4. 派遣社員

　積極的な生き方として派遣社員で生活している労働者もいるだろうが，やむを得ず派遣社員として雇用の不安定さを承知のうえで仕事をしている労働者のほうが多数である。1999年に派遣の対象業務が自由化されて以来，企業はコスト削減のために派遣社員を登用することが多くなった。「やめさせられることがこわくて言われるままにするしかない」「パワハラやセクハラを受けても抵抗できない」などの悩みが某ユニオンには寄せられ

ている。さらに体調の相談のほとんどはメンタル不調であるとの報告もある。2007 年厚労省の労働局へ寄せられた職場のいじめの相談約 2 万 8,000 件のうち約 2 万 7,000 件は非正規社員であった。

　正社員も成果主義，人員削減などのストレスを受け，うっぷんが蓄積しヒエラルキーの底辺である派遣社員にしわ寄せがいく構造であるとの報告もある。

　さらに派遣社員は一定の年齢がくると雇用自体がなくなることもあり，将来的な計画も不安定にならざるをえず，メンタル不調とつながるリスクも高いと言える。派遣社員は，交代勤務者，単身赴任者，海外勤務者とは質が異なるストレスを抱えている[65]。

# 5 職場の健康管理の進め方

## 1. 職場管理のポイント

　脳や心臓疾患の発症は長時間労働と関連している。このため職場での長時間労働に該当する職員に対しては，労働安全衛生法第66条8により，週40時間を超える労働時間が一月当たり100時間を超え，かつ疲労の蓄積が認められるとき，すべての事業場の業者は労働者の申し出を受け，医師による面接指導が義務付けられている。事業者は長時間労働に該当する職員に対して，適切な措置を講じなければならないとされている。自殺事案には長時間労働であったものも多いことから，面接指導の際にはうつ病などのメンタルヘルス疾患も念頭におかなければならないとされている。しかし，第66条8は労働者の申し出がない限りは積極的な指導はできないとも読むことができる。長時間労働が身体疾患や精神障害のリスクになるなどの知識がない労働者も現実には存在することから，企業の健康管理部門は，定期的なメンタルヘルスに関する基本的な研修を積極的に行ったり，定期的な社内報などの媒体を使用し，社員を啓蒙していくことが予防医学的に重要である。職場のなかでは，健康管理部門は裏方で，健康であるときには社員はこの存在を気付かないことも多々あるため，日ごろからの社員への働き掛けは不可欠であり，何かのときにはすぐに相談にいける体制であることをアピールできたらさらに望ましいと考えられる。

参考：1ヵ月の時間外・休日労働時間数の算定方法
　　　＝1ヵ月の総労働時間数＊－（計算期間1ヵ月間の総暦日数/7）×40
　　＊1ヵ月の総労働時間数＝労働時間数（所定労働時間数）＋延長時間数（時間外労働時間数）＋休日労働時間数

## 2. 就業制限や休職の判定

　（産業医と主治医の具体的な連携に関しては124ページを参照のこと）

会社を連続して休む必要はないが，病状により就業制限（残業や出張の禁止）が必要との診断書や，すでに休業が健康の回復のためには必要不可欠な場合に社員から人事に提出される診断書がある。これらの診断書は，社員の主治医により書かれたものであり，これらの診断書が提示された場合には，ほぼ例外なく主治医の判断に従い，就業制限や休業を施行する。これらの診断書を受理したのちには，産業医は定期的に面談（休業の場合は電話面談など）し，主治医と連携をとり，社員の回復の度合いを把握し就業制限の解除や職場復帰が可能かどうかを判断していく。

　休業中の社員は，初期は治療に専念するために会社からの連絡などがわずらわしい場合も多々あるが，一定期間を経過して会社から何も連絡がないと，不安を感じる場合がある。産業医は，休職する社員と休業前に面談し，症状が落ち着いたらまず電話面談などで回復度を把握し，職場復帰支援の旨を告げることが望ましい。企業の保健師などが休職者と連絡を取ってもよい。主治医から復職可の診断書が提示され，はじめて休職者と面談することは休職者の精神衛生上望ましくないため，休職中の定期的フォローを積極的に行うことが重要である。

　一定の期間休職すると，会社に行くことを考えるだけでおっくうになったり，自責感にかられることもあるため，休職中であっても産業医や保健師は休職者とコンタクトを取り，会社と本人とのハードルをできるだけ低くしておくことが望ましい。

　産業医や，保健師などと休職者が連絡を取れたのちに，人事部も時折電話面談などの際に同席し，休職者を支援する体制が整っていることを伝える姿勢も休職者の精神的な安心感につながっていくものと思われる。

## 3. 休職中の職員への対応

　休職が決定しても，気持ちとしては休職に専念できない職員も時折存在する。主治医の診断書に基づき，産業医面談も施行し，休職が不可欠であると判断された職員に対しては，産業医からも，「休職が必要である状態であること」と説明し，納得して休職させることが重要である。本人が納得しない場合は，家族にも同席を依頼し，医学的に休養が回復につながることを共有する。家族の協力があってこそ自宅加療の意義がある。

　休職前に休職者に休職中の産業医や保健師により定期的フォローの必要

性を話しておくことも大切である。職場の定期的フォローは，円滑な職場復帰につながっていくからである（フォローに関しては127ページ以降も参照のこと）。

休職初期は電話面談，回復度に従って職場での産業医面談や時折の人事との面談を行うことで，休職者の職場復帰に対しての不安が軽減されていく。

## 4. リワーク（return to work）

休職期間中，体力も低下し限られた人間関係のなかで生活していると日常生活には支障がなくても，長期に休むほど復職できるかどうか不安や焦りとなることは自然である。このため休職者を円滑に復職させるためのリハビリテーション（リハビリ）が重要であると考えられるようになった。復職前のいわゆるリハビリの時期に段階的に復職できるように，デイケアやナイトケアを利用した復職支援プログラムを実施する施設が増えてきたが，これがリワークである。リワークプログラムを段階的にこなすことで，復職への不安を軽減可能である。一人で復職にむけて生活を管理することはかなりの努力が必要であるが，集団で同じ復職という目標を持った仲間とプログラムをこなすことで，より復職が容易になると考えられる。安心できる居場所と仲間の存在は，会社から離れ休職中である個人にとっては孤立感がなくなり，日々のメンタルヘルス保持にも有効である。

以上よりリワークプログラムの目的は以下となろう。
・規則正しい生活を確立し出勤への抵抗を軽減する。
・安心できる場所でプログラムをこなすことで，コミュニケーション能力やソーシャルスキルを磨き，自己成長を図る。
・復職への具体的な準備を学ぶ。
・再発予防のためにはどのように日常を送ればよいのか見極める。

### ❶ リワークプログラムの概要[66]

#### a．スタッフ

精神科医，看護師，保健師，精神保健福祉士，作業療法士，臨床心理士，キャリアカウンセラーなどのさまざまな職種で構成されたチームでの医療である。それぞれの専門の立場からフォローしていくので，休職者が客観的に回復度などを知ることができる。

b．規模

　デイケア, ショートケア, ナイトケアなど施設によりさまざまである。一般的には病状の回復により, 徐々にプログラムへの参加時間を増やしていく。

　リワークに通院する場合は, 主治医変更が条件であるところもある。

　また, 復職先がある休職者のみを受けている施設と, 回復すれば求職しなければならない立場の人も受けている施設の2種類がある。

c．経済的側面

　休職者は, 自分の会社の病気休暇制度や休職に関する規定や, 休職期間中の賃金がどうなるのかなど知っておくべきであることは言うまでもない。傷病手当金の手続きも知っておく必要がある。公的支援制度である自立支援制度を利用することも可能である。

## ❷ リワークプログラムの具体例

　施設によってさまざまではあるものの共通点は多い。

a．心理教育プログラム

　疾患について知ることが自己管理の始まりであり, セルフケアやストレスマネージメントを学ぶ。

b．テーマトーク

　一つのテーマを決め集団で議論する。休職に至った事例などを通して, 再発予防や, どのように対応すればよかったかなどのソーシャルスキルも分かち合え, 自己分析の一助となりうる。

c．オフィスワーク

　職場でのデスクワークに対応するためパソコンを使用しワードやエクセルなどに慣れ, 文書を作成したり統計分析などを行っていく。

　集中力を高めること, 自分で考えることを培う。疑似職場を作り, このなかでそれぞれが役割を持ち指揮命令系統までリワークで模倣する試みもある。

d．集団認知行動療法

　抑うつ感情は認知のゆがみと関係するといわれており, 物事の捉え方, 考え方の偏りを自覚していく。具体的には, 不快気分を感じる状況やそのときに浮かんだ考え（自動思考）, これに対して別の考え方はないのか, この別の考え方をすることで, 不快感情やうつ気分の程度が変わるのかなど思考の記録をしていく。これを徐々に繰り返すことで考え方のゆがみや

癖が修正されていく。同じ出来事でも，見方・考え方を変えることで，感情への揺さぶりが軽減し，楽にその場面を乗り越えていけると考えられている。うつの再燃や再発予防に効果がある。

#### e．コミュニケーションプログラム

職場でのコミュニケーションが円滑に進むようなトレーニングである。自分の意見や気持ちを素直に発言してもその場の雰囲気が壊れない術などをロールプレイを通して学んでいく。自己主張トレーニングも同時に行っていく。

リラクゼーション：ヨガ，ストレッチ，呼吸法，卓球などで身体の緊張を取ると気分も安定するなどの心身相関を学ぶ。

クッキング：スタッフの指導のもと簡単な料理を作る。仲間で役割分担し共同作業をすることにより，チームワークの力動を学ぶ。

#### f．個人カウンセリング

復職制度はそれぞれの企業により異なり，復職が近づくにつれて復帰への不安が募る時期がある。このとき主治医による個人カウンセリングやキャリアカウンセラーに相談することで，落ち着いていく。主治医による診察は，リワーク中でも定期的に行っていくことは言うまでもない。

リワーク卒業生によるプログラム：リワークを卒業し，復職した先輩の体験を聴いたり，意見を交換することで，具体的な回復へのポイントや現在の悩みを解決していく[67]。

五十嵐[66]は，リワークプログラムを卒業して復職した501例の生存分析によると，1年後の就労継続が77％，2年後には63％であり，復職後治療が終結した62人をみると，復職後の平均治療期間は700日を超えていたと報告している。この結果からリワークを卒業しても，安易に就労が継続できるとはいいがたく，長期にわたり再発予防のために専門医（主治医）によるフォローが必要であることが示唆される[66]。

### 5．リハビリ勤務

正式復職の前に，会社でのリハビリ勤務制度がある場合には100％に近くこの制度を利用する。法的には休職期間であると定めている企業がほとんどである。リハビリ勤務の開始は，主治医による「復職が可能である」との診断書が提示され，産業医の判断で開始される。主治医が復職可能で

あると判断しても，主治医は実際の職場での仕事内容や就労条件に精通していないため，産業医の判断（人事部の了解も不可欠）で，復職をしばらく見合わせることもある。リハビリ勤務は時短勤務から開始することが常道である。

筆者の関係する企業では，リハビリ勤務の第1週は，隔日半日勤務から開始し，本人の適応度やメンタル症状を毎週末に産業医がチェックしながら徐々に勤務日数を増やし，フルタイム勤務が4週くらい問題なくできたのち復職へ移行する。

一般的に復職できるまで2ヵ月から3ヵ月を要することが多い。リハビリ勤務時には，本人の了解のもとに職場の上司による観察も重要である。たとえば勤務はできていても離席が多いなど，産業医に報告してもらう。

リハビリ勤務開始前に，リワークと併用しながら2週間程度の職場への通勤訓練を行うことも効果的である。しばらく職場を離れていると，心理的に職場へのハードルが高くなりがちであるので，この試みは有用である。

リハビリ勤務開始前に，本人・人事・上司・産業医の四者面談を行い，リハビリ勤務プログラムの確認をしていく。

中小企業ではリハビリ勤務制度もないところが多く，さらに休職の年限も短いところもあり（3〜6ヵ月），リワークプログラムが必要であっても休職期間が短く参加が困難である。また，産業医も常在ではないため休職者への援助が不十分となり，復職してもまた休職するケースも少なくないようである。この意味から，中小企業ほど心の病の予防対策が重要であると考えられる。特に中小企業に対して，自治体が積極的なメンタルヘルスの啓蒙運動などを行うことが必要であろう。

参考までにリハビリ勤務制度がない場合，すなわち一人でリハビリ勤務に取り組まなければならない場合を述べてみる。

最重要点は，規則正しい生活リズムの回復である。朝決められた時間に起床し，太陽の光を浴び，着替えて朝食を食べることから始める。うつ病やうつ状態の場合は，朝の起床が苦手であり，ついつい遅くまで寝てしまうことが多々あるからである。調子が悪いからといって，だらだら布団のなかにいることは回復期であれば避ける。昼間は，散歩などから初めて，外出がおっくうでなくなる感覚を身につけることが重要である。慣れてきたら，図書館で少し過ごし，字を読むことに慣れたりする。気のおけない

友人とおしゃべりしたり，食事を一緒にできるようになると，コミュニケーション能力も回復し対人関係の不安も軽快するであろう。以前の趣味が楽しめるようであれば積極的にトライするのもよい。

徐々に仕事に関連した書物を読んだり，パソコンで書類を作成するのもよい。行動記録を毎日つけ，どのような行動をしたのかなども含めて，起床時間，就寝時間，その日の気分も記述するとよい。天気なども書くことにより，天候に左右されやすいかなども発見できることがある。実際はこのような作業を復職まで一人で続けることは困難であるため，主治医との密な連携により，復職へ向けてのモチベーションを維持させることが望ましい。

## 6. 復職判定

当たり前のことであるが，休職者に前向きな復職の意思があることが前提である。主治医は，日々の生活習慣，症状のレベル，対人関係，集中力，判断力の回復などを総合的に判断し，復職の可能性を判断する。企業側では，主治医の診断書をもとに，産業医が中心になり，休職者の上司，人事，労務担当者などと協議し，本人と面談し企業としての最終判断を下す。復職決定となった際には本人，上司，人事，産業医の四者面談を行い，今後の仕事の内容，就業制限の必要性などを決定していく。

正式復職と判断する根拠として以下があげられる。
- 復職への意欲。
- 仕事に必要な集中力，判断力が回復している。
- 通勤がストレスでない。
- コミュニケーションが円滑である。
- 睡眠のリズムが確保されており，疲労を次の日まで持ち越さない。
- 気分の波がなく，突然の原因不明の心身の不調がない。

## 7. 復職後の管理と再発予防

心の病は，再発しやすく再発すると回復にさらに時間がかかるため，復職後の管理の最大の関心事は「再発予防」である。復職者は，復職したことにより高揚感や，今までの遅れを取り戻そうとつい無理をしがちであるため，定期的な産業医面談，主治医受診，職場の上司の観察，場合によっては家庭内の状況を家族に報告してもらい，再燃，再発の予兆がないか慎重に対

応することが重要である。具体的には睡眠時間が確保できているか，職場で安定して仕事ができているか，適当にストレスが発散できているか，認知行動療法で身につけたスキルがいかされているか，産業医や主治医は注意して診ていく必要がある。復職すればすべて終了ではなく，復職後少なくとも半年くらいまでは，再燃，再発予防のためによりいっそう注意が必要な時期であるとの認識が，本人のみならず家族，主治医，産業医，人事も必要である。

　復職後も，一定期間は就業制限（例：残業禁止，海外出張禁止）を設け復職者の心身の状態を観察しながら，徐々に就業の制限から解放していくことも再燃，再発予防に効果的であることも多い。

　再発予防として大切なことは，本人が不調のサインを理解しているかどうかがポイントである。また，何かいつもと違っているようだと職場や，家族が感じたときには，主治医を受診し再発予防に努めることも大切である。

## 8. 職場再適応への支援

　復職後も，産業医や保健師による定期的面談を行い，復職者の不調の兆しが観察できた場合は短期間の就業制限などを行い，回復に向けて援助をすることが重要である。また職場の上司も復職後数ヵ月間は，復職者の職場での状態を観察し，不調のサイン（例：遅刻が多い，集中力にかけ離席が増えた）に気付いたら産業医などに連絡し，本人と産業医の面談の方向で対応することが望ましい。

　産業医は，本人の了解のもとに，本人の仕事ぶりに関して上司に質問することも有効であるが，具体的に以下のようなものがあげられる。

①どのような仕事をどのように上司が指示しているか。
②どのように取り組んでいるのか（積極的かそうでないか）。
③仕事のゴールや予定などはどの程度のレベルか。
④本人が仕事でわからなくなったときの支援体制の有無。
⑤出勤のリズムは保たれているか。
⑥残業ができそうな状態であるか。
⑦成果は評価につながることを本人は意識しているか。
　（本人は，一生懸命仕事をしているという意識であっても，実際は通常以下の戦力であることも復帰初期にはよくみられる。評価に関しては客観的に評価する旨を本人に復職前に理解してもらうことも重要である）[68]。

# 6 主治医と産業医との連携に際して

## 1. 主治医（メンタルヘルス専門医）と産業医の判断ギャップを解消するために

　主治医は受診した個人を継続的に診ており，基本的には相談者の主訴に基づき治療指針を立てている。しかし実際の職場における本人の状態を客観的に把握することは不可能であることも否めない。企業のメンタルヘルスに対する理解度も不明のため，診断書や対応も抽象的にならざるをえない。このような状況のなかで，メンタルヘルス専門医（主治医）に対する批判も当然のことながら問題として挙げられてくる。具体的には以下が挙げられる[69]。

- ・必ずしも正確な診断名が明記されていない診断書
- ・復職できない状態での「復職可」の診断書
- ・症状に関しても抽象的で，単純すぎる説明
- ・会社のルールも知らないのに就業制限の診断書を書く
- ・会社からの問い合わせに対しても逃げ腰，無返答，もしくは守秘義務を全面に出し拒否的な対応

　職場での判断や考え方が主治医に伝わらず，また主治医の考えも産業医

表14　産業医と主治医の判断のギャップ

| | 産業医の判断 | 主治医の判断 |
|---|---|---|
| 不定就労時 | ・休んだほうがよい<br>・週に2日以上の欠勤がある場合は就労不安定とみる。<br>・たとえ病気であってもひどい勤怠であれば，規則や秩序も成立しなくなる。 | ・休まなくてもよい。<br>・長期休みはしないほうがよい。<br>・体調が悪いときは休んでもよい。良いときは出勤してもよい。<br>・長期休みはしないほうがよい。 |
| 職場復帰判定時 | ・職場復帰は無理 | ・職場復帰をしてもよい |

＊菅　裕彦：職場から主治医に期待すること，主治医から職場に期待すること～よりよい連携モデルの構築をめざして～．日精診ジャーナル 195：25-32，2011[70] より引用改変

に伝わらないため，産業医と主治医の判断にはしばしばギャップが生じている（表 14）。

このような主治医と産業医の判断に差が生じるのは，主治医による診断は，日常生活上の支障の有無によって職場復帰を判断していることが多く，必ずしも職場で求められる就業能力を基準にしていないことによるからである。主治医と産業医の判断のギャップを少なくし，客観的な判断へ導くためにも主治医と産業医の連携が不可欠である。

産業医が特に困るのは，就業制限の診断書，休業要の診断書，復職可の診断書が提出されたときである。主治医の診断書に疑問があると感じた際には，積極的に主治医とコンタクトをとることが望ましい。主治医と産業医が連携する際には，まず前提として本人の同意のもとに産業医など（人事，企業の保健師など）が主治医と面談することがベストである。面談が困難であれば，書面や電話の手段を使用し，信頼を基本に客観的な情報を入手する。

場合によっては，本人も同席のもとに主治医，産業医，人事などで，問題点を共有し話し合うことも時には必要である。

## 2. 復職までの休職者とのコンタクト（産業医と主治医の立場から）

表 15，16 は休職者に対する主治医と産業医の対応である。

## 3. 職場復帰可の最終判定は誰がするのか？

形式上は主治医による「就労可能」の診断書が職場に提出されてスター

表 15 休業開始時の主治医のケアと産業医のケア

| 主治医のケア | 産業医のケア |
| --- | --- |
| ・自宅加療要の診断書<br>・仕事モードから療養モードへ<br>　規則的な生活のリズムを保ちながら療養（睡眠，食事は特に重要）<br>・規則的な外来通院<br>・傷病手当金請求書等で会社に病状報告 | ・診断書に基づき休養要の企業内の診断書（企業によって異なる）<br>・休養前の面談（人事面談も別途）<br>・定期的に本人の負担にならないレベルでの病状確認方法の模索（電話面談など） |

＊菅　裕彦：職場から主治医に期待すること，主治医から職場に期待すること～よりよい連携モデルの構築をめざして～．日精診ジャーナル 195：25-32，2011[70]　より引用改変

### 表 16 休業から職場復帰に関しての主治医のケアと産業医のケア

| 主治医のケア | 産業医のケア |
| --- | --- |
| 復帰を目指した自主トレーニングや職場復帰支援プログラム<br>・通勤,勤務を意識して生活リズムと体調を管理する<br>1. 通勤を想定して起床<br>2. 通勤時間に合わせて会社付近まで行ってみる。<br>3. 夕方まで図書館などで過ごす。<br>4. 集中力,判断力,他者とのコミュニケーション能力を回復させる。<br>5. 毎日行動記録表をつけることにより,回復のレベルや,悪化のサインを知る。 | ・復帰に向けての具体的な対応<br>1. 定期的な面談（会社への通勤の敷居をできるだけ低くするためにも重要）<br>2. 会社による職場復帰プログラムへの参加（本復職前のリハビリ勤務など）<br>3. 上司との事前調整<br>4. 仕事の負荷の調整<br>5. 勤務時間,就業の条件などの確認<br>6. 人事面談 |

＊菅 裕彦：職場から主治医に期待すること,主治医から職場に期待すること〜よりよい連携モデルの構築をめざして〜．日精診ジャーナル 195：25-32, 2011[70] より引用改変

トとなるが,主治医の判断根拠がみえないこともあるため,この点においても当該者が休職中であっても,産業医との定期的面談は重要である。産業医が定期的面談を行うことで,当該者の回復度を知ることができるからである。就労可能の最終判断は職場の人事,総務が担当する。産業医はアドバイザーとして,主治医の「治療状況がよいので復職可」という診断に対して病名や服薬の種類などよりも「働けるかどうか」に基準をおいて判断する。多くの企業で,人事担当者は,「通常」あるいは「病前に近い」レベルで働くことを期待しているため,主治医との見解に大きなギャップが生じることも現実的には多々生じてしまう。

# 7 症例とその対応
（症例はすべて架空である）

## 1. うつ病

主訴　無気力，何もしたくない，できない
38歳　男性　某大学理工学部卒業後入社
家族　妻　息子
性格　几帳面　まじめ　他者からの自分の評価が気になる
　　　融通がきかない
既往歴　特記事項はなし

### ❶ 起始および経過

　X年4月：同期の中で一番早く課長に昇進，同時に異動となった。初めて部下をもつこととなったが，部下の質問にうまく答えられるか不安であった。そのため誰よりも遅くまで会社に残り，わからないことがないように努力していた。休日も出勤した。管理職なので残業の記録は残らないためすべてサービス残業である。上司に相談すると無能であると評価されそうで怖くてできなかった。

　X年10月：起床時，だるい，頭痛，微熱を感じるようになった。寝つきがなんとなく悪くなり，食事は摂取できるが，何を食べても同じ味がして，香辛料をたくさん使用するようになった。

　X年11月：普通にできていた入浴などがとてもおっくうになり，通勤することがきつく感じた。通勤時間は45分で今までは苦に思ったことはなかった。疲れているのだろうと思い，休日出勤はやめたが，家では趣味のガーデニングもできず，というよりまったく興味がなくなり無為自閉のような感じを覚えた。

　X年12月中旬：社内の産業医に不調を相談した。心療内科の受診を勧

められたが，年末年始の休みでよくなると期待したため受診しなかった。

X+1年1月中旬：朝起き上がれなくなった。TVの音がうるさく感じ，新聞を見るだけで気分が悪くなった。しかし，やっとの思いで遅刻しながらも出勤。仕事ができる状態ではなく，自ら早退し，心療内科を受診したところうつ病と診断された。自分は精神的に強いと思っていたのでうつ病の診断には納得できなかった。医師から3ヵ月の休養と服薬が必要と言われたが，納得できなかった。心療内科の専門医を受診したことが会社の人々に知られることは絶対に避けたかった。また，薬で気持ちが軽快するとは信じることができず医師と押し問答になった末，服薬のみに同意した。妻にも受診のことは話していない。翌日出勤してみたが，何をしてよいのか，まったく判断できずうろたえてしまった。パソコンのメールをみても，どのように返信してよいものかまったくわからず，というよりメールそのものの内容がわからなくなっていた。すぐに産業医に相談したところ，主治医のアドバイスに従うように言われ，今回は納得し3ヵ月自宅療養することになった。

## ❷ 産業医の対応

本人が混乱しているため，産業医が上司を呼び，しばらく休養する必要があると説明。

本人から長期に休むと会社から見放される感じがし不安であるとの発言があり，産業医は1週間に1度本人に電話で状態を確認することにした。状態が軽快し外出ができるレベルになったら会社で面談することも約束した。

人事部の担当には，上司と産業医から連絡することとした。このときに再確認した事項は以下のとおり。

- 主治医のアドバイス通り3ヵ月自宅加療とする。
- 心療内科を定期的に受診する。
- 家族（特に妻）には現状を伝え，自宅で休養できる環境を提供してもらう（本人の了解のもとに産業医と人事が妻に電話し本人の状態を伝える）。
- 回復のスピードは個人差があるので焦らず，充電する気持ちで休むこと。
- 自宅加療の時期であっても休養2週間目くらいからは，会社の出勤

に合わせて起床できるように心掛けること．

### ❸ 産業医と主治医の連携
　主治医に本人の状況を伝え，主治医の指示通り自宅加療になったことを電話で連絡した．主治医は，復帰可能となった時点で診断書を発行するが，復帰に関しては複数の意見（主治医，産業医，人事，妻など）を参考に決めることとなった．

### ❹ その後の経過
　休み始めて2週間は自宅でひたすら寝ていたが，3週間目くらいに入り徐々に食事もおいしく感じられ，ちょっとした散歩もできるようになった．主治医受診は1週間に1回，主治医受診の翌日に産業医と電話面談を施行した．2ヵ月半経過したころから，会社での産業医面談も施行することになった．当初は会社のある駅までくると足が重くなり，会社の誰かに会うことが怖い感じで，最寄りの駅でコーヒーを飲んで気持ちを整えて面談していた．3ヵ月に至り，躊躇なく会社に来られるようになった．この時点で人事部担当者との面談も行った．
　3ヵ月経過したところで主治医から「復職可能」の診断書が提出された．しかし，本人の不安が強かったため，本人と人事，産業医の話し合いで，まず通勤訓練を行い，その様子をみてからリハビリ勤務を始めるプロセスで正式復職の方向を考えた．
　朝の通勤訓練後，図書館で過ごすことを日課とし，朝は会社の保健師に状態を報告することにした．このようなライフスタイルが2週間経過し本人も復帰への自信が固まったため，翌週リハビリ勤務となった．徐々に勤務時間を負荷し，1ヵ月半後にフルタイム勤務となり元の職場に正式復職となった．正式復職後も，本人と産業医面談を1週間に1回施行し，残業や出張がいつごろから可能となる状態であるかを判断することになった．本人の希望もあり管理職のポストからしばらくはずれることになった．

### ❺ 主治医と産業医，保健師から本人へのアドバイス
　主治医からは「状態が軽快してもしばらくは薬を服用することが再発防止になる」と言われていた．本人は産業医面談時に，「よくなったから薬

を減らしたい」とたびたび発言したが，産業医，保健師からも「風邪薬のようによくなってやめるタイプの薬ではなく，よくなってからも一定期間服用を持続することが重要」と頻回に説明しフォローした。

### ❻ コメント

　本例は初めての昇進により，部下に「馬鹿にされたくない」「甘くみられたくない」「上司から高い評価を得たい」などの気持ちが強く，必然的に仕事から離れられず，相談することもせず，自分でなんとかしようと孤軍奮闘した結果，「うつ病」を発症したケースである。完璧主義で几帳面というううつ病親和性の性格にも合致していた。

　本例のごとく管理職に昇進することが契機となって仕事づけの状態のまま，うつ病が発症する場合も多々あることを忘れてはならない。

　自宅加療が長くなると会社に行くことそのもののハードルが高くなるため，正式の復職の前には，通勤訓練を行い，時々産業医や人事担当とも話し合い，ハードルが容易に乗り越えられるように会社側でも工夫する必要がある。

　ケースにもよるが，自宅加療時に家族が気分転換として旅行などを計画することもあるが，心身の休養が必要であるため，むやみに連れまわさないことを主治医のみならず企業側（産業医，人事）も伝えることが望ましい。

　患者は，症状が軽快すると，医師から「薬はよくなっても服用すること」と説明を受けていても，服薬を中止してしまうことが残念ながら少なくないため，この点も時折，主治医や産業医から指導することが望ましい。

　主治医の中には，日常生活にほぼ支障がなくなった時点で「復職可能」との診断書を書く場合も多々ある。しかし，職場は仕事をするところであり，ただ座っているだけでよいという状態では，他の社員へのマイナス影響もあると考える。日常生活プラス$\alpha$ができるようになった時点で，復職を判定してほしいと思う。

## 2. 双極性障害　II型

主訴　気分の波についていけない
30歳　男性　某大学外国語学部卒　大卒後商社に就職
独身　一人暮らし
性格傾向　お祭りごとが好き　自己主張が強い

### ❶ 起始および経過

　高校生ごろから，とても気分がよく爽快で，何でもできると言う万能感で一杯になる時期とそうでない時期があると感じていた。

　X年10月：課外活動（大学同窓会幹事，学会発表，町内役員など）を寝食を惜しんで行っていたが，突然，気力がなくなった。出勤はどうにかできていたが，デスクにむかっても何をしてよいかわからず集中力，判断力の低下がひどかった。同僚と話すのもおっくうになり，できれば何もしたくないという気持ちだった。1ヵ月前までは，元気になんでも容易にこなしていた自分が別人のように感じられた。夜になっても焦燥感や今後の不安で眠れず，朝方やっと眠れる状況だった。2週間経過をみていたがいっこうによくならないため，内科を受診した。内科医で，血液検査など施行したが異常なく，精神科を紹介された。自分では精神科受診！とびっくりしたが，よくなるのであればと考え，即日に予約が取れた診療所を受診した。医師は，「うつ病」であると診断し，薬が処方された。特に休養せず様子をみることとなり，会社には何も報告はしていない。

　X年11月：睡眠障害は改善し，気分も少し上向きになってきたので，安心していた。なぜかわからないが，買い物をする頻度が増した。内容も，オーダーメードのスーツを初めて購入したり，急に外車に興味がわいたり，マンションも購入してもよいかな？と思ったりしていた。

　11月中旬頃，課内会議で，同僚の発言が気に入らなかったので，反論発言を行ったところ，自分で自分がコントロールできず，声を大きく張り上げ罵詈雑言となった。30分くらい発言が続いても終了する気配がみられなかったため，上司がやっと制止した。このエピソードで非常に落ち込んだが，自分の発言はあくまでも正しいと思い，メールで会議の出席者に

思いを伝えた，長文のメールであり，後日のヒアリングから読むほうはかなり時間を要したとのこと。

　数日後同僚とランチをしたが，レストランにて大声で話をするため，レストランのオーナーから注意された。同僚によれば，話の内容は自己実現の話で他のお客に聞こえることが恥ずかしかったとのことである。この間，職場で，大声での電話や話しているときに急に割り込んで自分の意見を滔々と述べる状況がみられ，部署の飲み会をいきなり計画するなど上司から見ると明らかに今までとは違った逸脱行動がみられることから，上司が産業医に相談した。

　産業医は本人と面談し，うつ病で専門医を受診中であったことを把握した。11月のエピソードから，単なる「うつ病」ではないように思えたため（双極性障害を疑った）本人の了解のもとに主治医に手紙を書き，次回の受診時に主治医に検討してもらうこととなった。

　11月下旬，主治医を受診し，これまでのエピソードについて確認された。主治医は，うつ病ではなく双極性障害の可能性が高いので，抗うつ薬でなく気分安定薬に変えたほうがよいとの治療方針を示された。本人は，躁状態をとても調子が良い時期と考えていたのでびっくりしたが，主治医の丁寧な説明を受け薬物療法の変更を受け入れた。

### ❷ 産業医と主治医の連携，上司の役割

　本例は，上司が異変に気付き職場の産業医に相談に来たところが大きなポイントであった。産業医も単なる性格の問題ではなく，病的な躁状態であると疑い，主治医と情報を共有したことが奏功したと考えられる。

　このケースは，独身で一人暮らしであるため，会社外の状態に関して家族からの情報を得ることは難しい。上司による日ごろの部下の観察の重要性を示唆する一例である。

### ❸ コメント

　双極性障害の場合，躁状態の時期は，本人にとっては非常に快適で毎日がきわめて順調であるとの認識から専門医の受診はしない。うつ病相になって初めて受診する。うつ状態で受診した患者であっても双極性障害のうつである場合も常に念頭におき本人にこれまでの生活状態をよく問診

し，家族と同居している場合には，家族からも本人の状態を聞き出すことによって診断を誤らないように注意すべきである。

単なるうつ病と双極性障害では，薬物療法も異なるため，治りにくいうつ病では双極性障害も疑って初心に返り，患者の経過を振り返ることが重要である。

### [患者への問診例]
躁状態を発見するために役立つ質問を列記すると以下のごとくとなる。
- さわやかな気分のよい状態が続いて，エネルギーに満ち溢れてなんでもできるような気持になったことはありますか？
- 寝なくても食べなくても元気な感じで，徹夜が続いたことがありますか？
- 急に偉くなって大きなことができるような気持になったことがありますか？
- ちょっとしたことでイライラして，すぐに怒ってしまうことなどありますか？
- いつもよりおしゃべりになり（時には話がとまらなくなり），いろいろな人と友達になりたいと思いますか？
- いろいろなアイデアや考えが次々に浮かんでしまいますか？
- いつもより高価な買い物をしてしまうことはありますか？
（外車の購入やマンションの購入や，高価なレストランで友人や不特定多数の人にごちそうしてしまうなど）

突然の転職や起業，浪費，思わぬ交通事故などに遭遇しているエピソードも要注意である。双極性障害は，特別のストレスイベントがなくても，突然気分が変動することがあり，患者も自分の症状についていくことができず疲弊することも多々ある。

主治医が患者に対して双極性障害の経過や薬物療法に関する心理教育を行うことは不可欠であると考える。

参考までに，うつ病よりも自殺企図のリスクが高いとの研究がある。うつ病より 2～3 倍の自殺のリスクの高い双極性障害は発症年齢が早く，入院回数が多い例であり，自殺企図は双極性Ⅰ型で 33%，Ⅱ型で 27% と報告されている[71]。

## 3. うつ病（女性の場合）

主訴　疲労困憊
35歳　女性　会社員　既婚　子ども1人
私立女子大学英文科卒業後某百貨店勤務

### ❶ 起始および経過

X-10年（25歳）：夫となる男性と職場結婚。

X-3年（32歳）：出産。出産前後3ヵ月は会社の育児休暇を利用した。夫も理解があり、実母も近所に住んでいたので、家事、育児のサポートを受けながらフルタイム勤務ができていた。

X-1年（34歳）：夫が地方転勤となり、二重生活が始まった。当初は、1週間に1回、夫が週末に帰ってきたが、夫も仕事が忙しくなり、経済的にも毎週の飛行機による帰宅は厳しいため、月に1回の帰宅となった。その後実母が腰痛になり、サポートを受けにくくなり、週末は一人での家事、育児であった。あっという間に週末は終わり、疲労が抜けないまま月曜日を迎えていた。保育園への子どもの送り迎えは母に頼んでいた。子どもがいるから仕事ができないと思われたくないため、職場では一切、家庭、子どもの話はしなかった。

X年4月：高ノルマの職場に異動。40代女性のパート社員複数名の指導も同時に任された。7月までの目標売上ノルマは達成できたが、その後の目標達成にはパート社員の指導が不可欠であるため教育研修に力を入れたが、売り上げは頭打ちとなった。パート社員からは、研修が厳しいと批判を受け、上司からはパート社員の教育が甘いといわれ孤立した状態となった。パート社員の立場がうらやましくなり、なぜ自分だけこんなノルマを任されるのだろうと理不尽に思えた。パート社員は何があっても時間通りに帰宅できることも大変うらやましく感じていた。

夫は帰宅時はお客様状態で、育児も家事も何も手伝ってくれなかった。夫の態度にも不満で、自分だけがすべての苦労を背負っているように感じた。

X年10月：疲れているのに眠れない日々が続く。食欲も徐々に低下。仕事中も些細なことでミスを出し、集中力も低下してきた。時々趣味で家

庭菜園も作っていたが，まったくやる気がなくなり，見るのも嫌になってしまった．休日はほとんど臥床．母に全面的に家事，育児をお願いするしかない状態であった．

とても疲れているのに寝つきが悪く，途中で数回覚醒する日々であった．夫は妻が休日に横になっている姿に激怒したため，夫とも口論が絶えなくなった．

X年10月中旬：会社で疲労に耐えきれず健康管理室のベッドで休んだ．保健師から事情を聴かれ，相談したところ会社近くのメンタルヘルス専門の診療所を受診するようにとアドバイスを受けた．

受診後，医師からうつ病であるため，少なくとも1ヵ月の休養と服薬治療が必要であると言われた．主治医から夫に妻の病状説明がなされ，夫は，予想以上に妻の状態が悪かったことに驚き，できるだけ週末は自宅に帰り，家事，育児の協力をすることを誓った．

X+1年1月：抗うつ薬による治療と休養，精神療法の継続により，日常に支障がなくなった．しかし，職場に行くことを考えると緊張が増し，抗不安薬を服用しないと安定しないことも多々あり，主治医と相談しリワーク施設に通うことを決意した．徐々にリワーク通院日を増やし，個人や集団の認知行動療法や，模擬職場体験なども経験した．

X+1年7月：会社を休んでから，9ヵ月後に就業制限付き（当初は残業や出張は禁止）で復職した．

X+1年12月：夫が単身赴任から戻り，日常的な家事の負荷も少なくなった．

主治医の診察を受けてはいるが，日常的な不調は自覚しない日々が持続した．

育児中の時短勤務の制度を使うことを決意し，無理のないレベルでしばらく働く予定である．

### ❷ 働く女性のストレスとうつ

本例は仕事でパート社員の教育を任され，家では夫が単身赴任となり仕事と家事のバランスがうまくとれなくなり発症したうつ病である．

日本の男性が家事を手伝う時間は，他の先進諸国と比較するときわめて少なく，共働きの場合は，女性がほとんど家事の部門を請け負っているこ

とが現状である。しかし，女性管理職も珍しくない時代であり，この事例のように仕事の質や量が負荷されることは当然あり，帰宅時間が遅くなり，疲労困憊状態でやっと家事，育児を行っている働く女性もまれでない。

国立社会保障・人口問題研究所（2011年）による20代から60代の夫婦の調査によれば，どの世代も家事の80％以上を妻が担っている。妻が100％家事を担っており，夫がまったく分担しない割合は50代と60代では約40％であった。20代でも4世帯に1世帯は妻任せであることが判明し，共働きの場合でも約30％の夫は家事を分担していなかった。

このような状況を回避するためには，根本的には日本の勤労者の仕事のやり方を見直すべきであるが，すぐに現状が変化することは期待できない。現状では個々の夫婦単位で現状打破していくしかないのであろうか。

### ❸ 産業医から夫への働きかけ

主治医が妻の不調を配偶者である夫に伝え，夫の協力体制を求めることは臨床の場面では特にまれなことではない。この事例の場合は，夫婦が同じ職場であるため，妻の苦悩を産業医が夫に伝えることが円滑にできた。客観的な第三者の発言によって夫は初めて妻の状態が理解できた例である。

配偶者が異種の企業であっても，家族の協力が必要な事例の場合は，主治医ばかりでなく，産業医からも配偶者に働きかけをすること（現状を正確に伝える）は，自宅での静養も気兼ねなくでき病状の早期回復につながり，さらに将来的な妻の復職に向けてプラスになる。家族と産業医の連携も時には重要である。

### ❹ 育児休暇制度　出産後の時短勤務など

企業によっては，男性の育児休暇制度を有するところもある。

しかし制度はあっても実際に活用されていない場合が多い。積極的に男性も育児に参加することで，妻の育児ストレスを軽減し妻の社会参加を応援する風潮が一般的になることが望ましい。

さらに企業によっては出産後のみでなく，子どもが小学校に入学するまで時短勤務制度が利用できるところもある。一時的には収入が減少はするが，仕事と育児のバランスを保つには良い制度であると考えられる。

### ❺ 上司の役割　育児中の部下に対して

　育児中に，正式に時短勤務が認められていても当該者は早期に帰宅することに罪悪感を持つ場合もある。上司は他の部下に時短勤務が必要である社員に関しては明確に伝えておくことが望ましい。時短勤務で退社する時間がきたら，さりげなく上司の一言で帰宅を促すようなことができたら，時短勤務当事者の自責感も軽減されるであろう。

## 4. 現代型うつ病

> 主訴　出勤時の異常な眠さとだるさ，過食傾向
> 24歳　男性　文科系大学卒業　自宅通勤
> 父　会社役員
> 母　専業主婦
> 兄妹　なし
> 　大学3年時，就活が重荷になり数ヵ月自宅に引きこもっていたが，アメリカに1ヵ月旅行することで元気を回復。留年したが卒業はできた。父のコネで現在の会社に就職。

### ❶ 起始および経過

　X-1年4月：入社。新入社員でわからないことなどはすぐに上司に聞けたため，特別ストレスなく出社できていた。ゲームが大好きで時々徹夜になることもあり，翌日の仕事に影響が出ることもあったが，突然休むことはなかった。

　X年5月中旬：連休で海外旅行後，週に2回くらい朝のだるさがきつく予定外の休みを取る傾向となった。食欲も増し，時々食べるのが止まらないくらいに感じることもあった。特に休日明けの月曜日は，体が鉛のように重くきつかった。出社できても眠気との戦いであった。時々トイレで30分くらい仮眠した。

　ウィークデイは気分も重く，気力が低下し，集中力も落ちていて仕事の能率が低下した。不思議なことに土曜日，日曜日はまったくだるさも眠気もなく趣味のハイキングやサーフィンに朝早くから起き，楽しめた。過食傾向のため，1ヵ月で体重が5kg増加した。海外旅行の疲れが取れれば

回復すると様子を見ていた。

　X年7月：状態は悪化し，突然の休みも増えたため，何か病気になったかもしれないと本人がネット検索した。うつ病かもしれないと思い，母と心療内科を受診した。意図的ではないが，主治医から休日の過ごし方など訊かれなかったため，休日は元気であることを伝える機会を逸した。

　主治医から本人に「うつ病のため3ヵ月の休養を要する」という診断書が出され，人事に提出した。自宅加療中であっても定期的に産業医面談（初期は電話，状態が軽快したら会社で面談）を行うことになった。なお抗うつ薬も処方され，服薬を開始した。

　X年8月：自宅加療し2週間経過した時点で，気分転換のために東南アジアに4泊5日で旅行したことが判明。海外旅行中は服薬は自己判断で中止していたが，帰国後も特に不調はなかったので，自己判断で服薬を中止した。

　産業医と人事はうつ病で元気がないはずなのに海外旅行に行ったことに違和感を覚えた。休養中でありながらハイキングやサーフィンに出かけていたことも判明した。このまま休養していることに疑問を感じ，本人の了解のもとに，産業医と人事は主治医を訪問した。主治医は休養中に海外にいっていたことを知らず驚いていたようだった。

　主治医は，「医学的には確立していない概念ではあるもののマスコミでしばしば報道されている新しいタイプのうつ」の可能性があると判断し，休養2ヵ月目からはリハビリ出勤として，毎日会社に出勤することを提案した。出勤後は会社近くの図書館で過ごすようにした。ゲームで夜更かし傾向があるため，主治医から規則正しい生活を送るように指導された。服薬は，本人が「服薬してもしなくてもほとんど状態は変わらない」と述べたため主治医の判断で中止した。

　X年9月中旬：毎日午前勤務にトライした。1週間に1度，産業医面談を施行し徐々に勤務時間を増やしていった。勤務中の様子は上司が観察することになった。

　X年10月中旬：自宅加療3ヵ月後，残業は控えるもののフルタイム勤務ができると主治医に判断され，会社の産業医も主治医の診断に異論がないため，職場復帰となった。引き続き主治医受診は継続し，産業医面談も定期的に行い，本人の復職をフォローすることになった。

## ❷ 現代型うつ病

　現代型うつ病は精神科専門用語ではなく，日本のメディアで多用されているもので，確立された類型や概念ではない。

　特徴的なことは，会社や学校では気力が低下し，気分が重く，集中力や判断力に欠け，従来型のうつ病に酷似しているが，自分の趣味などの課外活動は元気にできてしまう。従来型のうつ病では，入眠困難や早朝覚醒などの睡眠障害や食欲低下であるが，新しいタイプのうつでは過眠や過食であることが多い。

　本例のように，抗うつ薬の効果は，期待できないことがまれではなく，むしろ規則正しい生活習慣を送ることで，心身の不調が軽快していくことが多い。この点から体内時計の乱れと新しいタイプのうつの関連性も示唆される。

　本例のように主治医には課外活動は元気であることなど積極的に伝えないことが多々あり，主治医や産業医は休日の過ごし方なども問診することが重要である。

## おわりに

　心療内科医として30年近く仕事をしてきたが，近年，「学校に行けない」「会社に行けない」ことを主訴に受診する人々が少なくなく，日常の生活に支障を生じている学生や社会人が増加しつつあることを実感していた．さらに1990年代には存在しなかった，職場復帰前のリワーク施設や学校にメンタル不調で通えない社会人，生徒などに対応する施設の増加は，まさに私が日常臨床で感じていた危惧が社会問題になりつつあることを理解した．

　このころ，私は診療所勤務とともに，学校や，企業で産業医やメンタルヘルス専門医としての仕事にも従事するようになった．さまざまな事例を経験し，学校の先生，企業内の看護師，保健師，人事担当者，リワーク施設の職員の方々および相談者のご家族などとチームでの対応を行いながら最善策を検討してきた．

　このような状況のなかで，恩師である筒井末春東邦大学名誉教授から，学校と職場のメンタルヘルスに関して系統的な書物を執筆してみないかというご提案をいただいた．私がこのような大きなタイトルをお引き受けできるか迷いはあったが，私の日常臨床の経験が少しでもお役にたてればと決心し執筆を開始した．メンタルヘルスに関する法律などにもできるだけ触れ，これまでの経緯も概略ではあるが記し，架空ではあるもののできるだけ私の経験に沿った事例とその対応には特に時間をかけて記述した．執筆に際しては，たくさんの先輩方の論文や書籍も読むことができ，大変有意義であった．

　執筆にあたり，筒井末春名誉教授，新興医学出版社の早川喜代子氏，飯塚真一氏には適切なご指導をいただき感謝申し上げます．また，私を常にサポートしてくださった元JICA（国際協力機構）伊藤由加里看護師，現JICA平居めぐみ看護師には感謝の気持ちでいっぱいです．

　学校や職場のメンタルヘルスをご担当する方々にこの書籍が少しでもお役にたてたら幸いです．

　　2013年10月

著　者

# 文　献

1) 大井正巳：若年者のうつ状態に関する臨床的研究—年齢と病像の変遷と関連を中心に．精神神経学雑誌 80：431-496，1978
2) 村田豊久：学校におけるこどものうつ病—Birleson の小児期うつ病スケールからの検討．最新精神医学 1：406-418，1996
3) 傳田健三：児童．青年期の気分障害の臨床的特徴と最新の動向．児童青年精神医学とその近接領域 49：89-100，2008
4) 佐伯敏光：不登校と育ちと学校．こころの科学 151：18-22，2011
5) Lask B, Bryant-Waght：Early-onset anorexia nervoza and related eating disorders. J Child Psychol Psychiatry 33, 281-300, 1992
6) 宮脇　大：若年発症の摂食障害患者の臨床的特徴　—青年期発症患者との比較—．阪市医誌 50（1，2）：15-23，2001
7) 武井洋一，本城秀次，平野千晶：若年発症の AN およびその近縁症例の臨床的特徴について．発達の心理学と医学 1：403-411，1990
8) 岡田尊司：子どもの「心の病」を知る．PHP 研究所，京都，pp184-193，2008
9) American Psychiatric Association 著，高橋三郎，大野　裕，染矢俊幸訳：DSM-IV-TR 精神疾患の分類と診断の手引 新訂版．医学書院，東京，2003
10) 田中康雄：ADHDってなに？　LDってなに？　こころの科学 145：12-16，2009
11) 岡田　俊：ADHD 治療薬の効能．こころの科学 145：46-49，2009
12) Able S, L. Johnson JA, Adler LA, et al.：Nuances of assessment and treatment of ADHD in adults：A guide for psychosis. Psychiatric Clinics of North America 27：187-201, 2007
13) 斎藤万比古，渡部京太編：注意欠如・多動性障害—ADHD—の診断．治療ガイドライン第 3 版．じほう，東京，p33，2008
14) 田中康雄：成人 ADHD の診断と対応．日本医事新報 4402：62-69，2008
15) ローナ・ウイング著，久保紘章，佐々木正美，清水康夫訳：自閉症スペクトル　親と専門家のためのガイドブック．東京書籍，東京，1998
16) 佐々木正美：アスペルガー症候群（高機能自閉症）のすべてがわかる本．講談社，2007
17) 岡田尊司：子どもの「心の病」を知る．PHP 研究所，東京，pp280-291，2008
18) 小野和哉：児童思春期の問診．第 8 回東京子どものメンタルヘルス研究会抄録，2009
19) 勝又陽太郎：友だちが「死にたい」と言っている．友だちがリストカットをしている．松本俊彦編：こころの科学増刊　中高生のためのメンタル系サバイバルガイド．日本評論社，東京，pp106-110，2012
20) 文部科学省中等教育局児童生徒課：平成 23 年度「児童生徒の問題行動等生徒指導上の諸問題に関する調査」について．文部科学省，2013
21) 西村直之：ネットやゲームがやめられない．松本俊彦編：こころの科学増刊　中高生のためのメンタル系サバイバルガイド．日本評論社，東京，pp89-94，2012
22) Europe monitoring center for drugs and drug addiction：Understanding the Spice phenomenon. EMCDDA, 2009

23) 黒木由美子，飯田　薫，竹内明子，他：日本中毒情報センターで受信したいわゆる合法ハーブによる急性中毒に関する実態調査．中毒研究 24：323-327，2011
24) 舩田正彦：合法だから大丈夫？—合法ハーブの正体．松本俊彦編：こころの科学増刊　中高生のためのメンタル系サバイバルガイド．日本評論社，東京，2012
25) 文部科学省：教職員のための子どもの健康観察の方法と問題への対応．文部科学省，2008
26) 安藤操里：スクールソーシャルワークの可能性．こころの科学 159：38-43，2011
27) 日本学校保健会：子どものメンタルヘルスの理解とその対応．日本学校保健会，2007
28) 田中康雄：子どもの薬物療法．そだちの科学 19：23-28，日本評論社，2012
29) 村瀬嘉代子：子どもへの心理療法．そだちの科学 19：16-22，2012
30) 松本俊彦：リストカットがとまらない．中高生のためのメンタル系サバイバルガイド．日本評論社，pp82-88，2012
31) 労働省労働基準局：事業場における労働者の心の健康づくりのための指針．2000
32) 厚生労働省：自殺・うつ病等対策プロジェクトチーム報告，2010
33) 菊池直紀：健康日本 21（第 2 次）の理念と概要．健康保険 66（8）：16-21，2012
34) 辻　一郎：健康日本 21 の最終評価と今後の課題．健康保険 66（8）：22-29，2012
35) 厚生労働省：気分障害者数の推移．患者調査，2010
36) 厚生労働省：脳・心臓疾患及び精神障害等に係る労災補償状況について．
37) 黒木宣夫：心理的負荷による精神障害の認定基準に関して．産業精神保健 20（2）：162-167，2012
38) 日本 EAP 協会：エンプロイー・アシスタンス・プログラムの基準およびプロフェッショナル・ガイドライン 1998 年 1 月 EAPA/日本語版，1998
39) 船木　桂，中島振一郎，渡辺衡一郎：うつ病の薬，双極性障害の薬の使い方．樋口照彦，野村総一郎，加藤忠文編：うつ病の事典．こころの科学 Special Issue．日本評論社，東京，pp125-127，2011
40) 樋口輝彦：Primary care note うつ病．日本医事新報社，東京，2008
41) Kupfer DJ：Long-term treatment of depression. J Clin Psychiatry 52（suppl）：28-34, 1991
42) Judd LL, Akiskai HS, Schettler PJ, et al.：The long-term natural history of the weekly symptomatic status of bipolar Ⅰ disorder. Arch Gen Psychiatry 59：530-537, 2002
43) Judd LL, Akiskai HS, Schettler PJ, et al.：A prospective investigation of the natural history of the long-term weekly symptomatic status of bipolar Ⅱ disorder. Arch Gen Psychiatry 60：261-269, 2003
44) 坂元　薫：躁うつ病新時代．こころの科学 165：117-123，2012
45) 中村　純：第 21 回日本臨床精神神経薬理学会・第 41 回日本神経精神薬理学会合同年会　ランチョンセミナー—多様なうつ病の病態と治療について—．2011
46) Birmingham CL. Treasure J 著，太田大介監訳：摂食障害の身体治療—チーム医療の実践を目指して．南山堂，東京，2012
47) 日本摂食障害学会監修「摂食障害治療ガイドライン」作成委員会編：摂食障害治療ガイドライン．医学書院，東京，2012

48) 水沼英樹：更年期障害．保健同人社，2009
49) Pandy J, Wilson L, Verbails A, et al：Can autisum resolve? Autism frontiers. Shapiro BK, Accardo PJ（EDs）：Clinical issue and innovetions. Books publishing company, Baltimore, 191-205, 2008
50) 神尾陽子：広汎性発達障害/アスペルガー症候群以外．「臨床精神医学」編集委員会編：精神科・私の診療手順．臨床精神医学 40（増），19-37，2011
51) Kessler RC, Adler L, Barkley R, et al.：The prevalence and correlations of adult ADHD in the United States：result from National Comorbidity Survey Replication. American Journal of Psychiatry 163（4）：716-723, 2006
52) 中村和彦：大人の ADHD の診断．治療 8：1382-1386，2012
53) Weiss M, Hechtman LT, Weiss G, et al.：ADHD in adulthood：A Guide to Current Therapy, Diagnosis and treatment. John Hopkins University Press, 2001
54) ADHD の診断・治療指針に関する研究会，斎藤万比古，渡部京太編：注意欠陥多動性障害 ADHD の診断・治療ガイドライン第 3 版．じほう，東京，p33，2008
55) 内山登記夫：大人の自閉症スペクトラム障害の診断．治療 94（8）：1376-1380，2012
56) 田中康雄：成人 ADHD の診断と対応．日本医事新報 4402：62-69，2008
57) 芝山幸久，村林信行：ライフサイクルとメンタルヘルス．白倉克之，高田 勗，筒井末春編：職場のメンタルヘルスケア，南山堂，東京，pp85-98．2001
58) 北村正樹：認知症の新規治療薬 2 種類が日本上陸へ．日経メディカル　オンライン，2011.11.21
59) Akerstedr T：Sleepness as a consequence of shift work. Sleep 11：17-34，1988
60) 東郷史治：交代制勤務者の身体活動と心身の健康に関する研究．健康医科学研究助成論文集．明治安田厚生事業団，東京，pp90-101，2009
61) 中尾久子，小林敏生，品川汐夫：看護職における職業性ストレス，生活習慣と精神的不健康度の関連性．山口県立大学看護学部紀要 7：25-31，2003
62) 岩崎賢一：単身赴任の喫煙男性，イライラしがち　東大院が調査．朝日新聞，2012.4.7
63) 松原　統，中平浩人，伊東一郎，他：単身赴任が労働者の健康に及ぼす影響に関する調査研究結果報告書．新潟産業保健推進センター，2001
64) 牧野真理子：メンタルヘルスへの対応．国際協力機構　管理職セミナー，2011
65) 西川敦子：急増する『派遣うつ』ストレスの連鎖が生んだ「共食い」．日経オンライン，2008.5.30
66) 五十嵐良雄：わが国における復職支援の現状と課題．心身医学 52：726-733，2012
67) 岩橋和彦，深間内史彦，榎本稔：かくれ躁うつ病がふえている．法研，東京，2011
68) 神山昭男：精神科・産業医のための産業メンタルヘルス講座．東京都精神科診療所協会　メンタルヘルスセミナー，2011
69) 鍵本伸明：日本精神神経科診療所協会シンポジウム．主治医と産業医の連携．2011
70) 菅　裕彦：職場から主治医に期待すること，主治医から職場に期待すること～よりよい連携モデルの構築を目指して～．日精診ジャーナル 195：25-32, 2011
71) Ruggew CJ, Chemlminski I, Yourg D, et al.：Psychosocial impairment associated with Bipolar Ⅱ disorder. Journal of Affective Disorder 104（1-3）：53-60, 2007

# 索　引

## 【英数字】

Ⅰ型 …………………………………………… 86
Ⅱ型 …………………………………………… 86
ADHD ……………………………… 17, 101, 102
EAP …………………………………………… 79
Erikson のライフサイクルの理論 …… 106
return to work ……………………………… 118
TEACCH ……………………………………… 18

## 【あ】

アスペルガー症候群 ……………………… 17
安全配慮義務 ……………………………… 66

## 【い】

いじめ ……………………………………… 23
陰性症状 …………………………………… 21

## 【う】

うつ状態 …………………………………… 91
うつ病 ……………………………………… 81

## 【え】

衛生管理者 ………………………………… 78

## 【か】

海外勤務者 ………………………………… 113
改正労働安全衛生法 ……………………… 65
外部機関 …………………………………… 79
カウンセラー ……………………………… 78
過食症 ……………………………………… 6

学級担任 …………………………………… 29
看護師 ……………………………………… 77

## 【き】

気分障害（うつ病圏）……………………… 2
休職中の職員への対応 …………………… 117
教育委員会 ………………………………… 33
教頭 ………………………………………… 29
強迫性障害 ………………………………… 14
興味・喜びの消失 ………………………… 81
拒食症 ……………………………………… 6

## 【け】

健康日本 21 ………………………………… 63
現代型うつ病 ……………………………… 85

## 【こ】

校医 ………………………………………… 33
交代勤務者 ………………………………… 112
校長 ………………………………………… 29
更年期障害 ………………………………… 100
心の健康問題で休職した労働者の
　職場復帰支援の手引き（改定）……… 66
心の病による労災認定 …………………… 73
子どものうつ病 …………………………… 6

## 【さ】

再発予防 …………………………………… 122
産業医 ………………………………… 76, 117
産業医と主治医の判断のギャップ …… 124
産業看護職 ………………………………… 77

## 【し】

自殺・うつ病等対策プロジェクト
　チーム ································· 67
自殺総合対策新大綱 ···················· 4
自閉症 ····································· 17
自閉症スペクトラム障害 ··· 17, 101, 102
社交不安障害 ····················· 8, 99
就業制限や休職の判定 ············· 116
終身雇用制 ····························· 60
従来型 ···································· 81
職場再適応への支援 ················ 123
初老期 ·································· 110
初老期のメンタルヘルスの問題の
　特徴 ································· 111
初老期のライフイベント ············ 110
神経性大食症 ··························· 6
神経性無食欲症 ························ 6
身体化障害 ······························ 7
身体表現性障害 ························ 7
心的外傷後ストレス障害 ············· 8
心理相談職 ····························· 78
心理的負荷による精神障害（心の病）
　の認定基準について ··············· 75

## 【す】

スクールカウンセラー ················· 31
スクールソーシャルワーカー ········· 31

## 【せ】

成果主義の導入 ······················· 60
青年期 ························· 105, 107
青年期における主なライフイベント
　········································· 105
青年期のメンタルヘルス問題の特徴
　········································· 107
摂食障害 ························· 6, 93

## 【そ】

双極性障害 ····························· 86
躁病エピソード ························· 88

## 【た】

大うつ病性障害 ·························· 2
単身赴任者 ··························· 113

## 【ち】

中年期のメンタルヘルス問題の特徴
　········································· 109
中年期のライフイベント ············· 108

## 【つ】

通勤訓練 ······························· 121

## 【て】

適応障害 ································ 92
転換性障害 ······························ 8

## 【と】

統合失調症 ····························· 21

## 【ね】

ネット依存 ······························· 24
年功序列制の崩壊 ···················· 60

## 【は】

派遣社員 ································ 61
発達障害 ························ 16, 101
パニック障害 ····················· 8, 91

## 【は】

パニック発作 …………………… 11, 92

## 【ひ】

非正規社員 ………………………………… 61

## 【ふ】

不安障害 …………………………………… 8
復職後の管理と再発予防 ………… 122
復職判定 ………………………………… 122
不登校 ……………………………………… 3

## 【ほ】

保健師 ……………………………………… 77

## 【め】

メランコリー親和型 …………………… 81

## 【や】

薬物依存（主として脱法ハーブ）……… 25

## 【よ】

養護教諭 ………………………………… 30
陽性症状 ………………………………… 21
予期不安 ………………………………… 92
抑うつ気分 ……………………………… 81

## 【り】

リストカット …………………………… 23
リハビリ勤務 ………………………… 120
リワーク ……………………………… 118

## 【ろ】

労働安全衛生法 ………………………… 63
労働基準法 ……………………………… 62
労働者災害補償保険法 ………………… 62

**【著者略歴】**

# 牧野　真理子（医師・医学博士）
（まきの　まりこ）

横浜市立大学（商学部）・東京外国語大学（中国語学科）卒業後，北里大学医学部入学，医師国家試験合格後，東邦大学大森病院心療内科に入局し研修．
2002 年，メルボルン大学医学部大学院博士課程にて摂食障害の国際比較に関してリサーチ開始．
2005 年，メルボルン大学医学部大学院卒業．

**現　職**
牧野クリニック　診療部長
東邦大学医学部客員講師，久留米大学医学部非常勤講師
国際協力機構（JICA）顧問医など

**主な著書など**
・「誰も私をわかってくれない—摂食障害・心の迷路」（悠飛社，1999），「異文化ストレスと心身医療」（新興医学出版社，2002），「もういいや！！」（祥伝社，2005），「うつにもいろいろあるんです」（オレンジページ，2011）
・「究極の眠れる CD」，「自律神経にやさしい音楽」（監修，ともにデラ）

©2013　　　　　　　　　　　　　　　第 1 版発行　2013 年 12 月 10 日

---

学校・職場のメンタルヘルス
の実践と応用
——ストレス関連健康障害への対処

（定価はカバーに表示してあります）

監修　　筒井　末春
著者　　牧野　真理子

検印省略

発行者　　林　峰子
発行所　　株式会社 新興医学出版社
〒113-0033　東京都文京区本郷6丁目26番8号
電話　03(3816)2853　　FAX　03(3816)2895

印刷　三報社印刷株式会社　ISBN978-4-88002-848-4　　郵便振替　00120-8-191625

・本書の複製権・翻訳権・上映権・譲渡権・公衆送信権（送信可能化権を含む）は株式会社新興医学出版社が保有します．
・本書を無断で複製する行為，（コピー，スキャン，デジタルデータ化など）は，著作権法上での限られた例外（「私的使用のための複製」など）を除き禁じられています．研究活動，診療を含み業務上使用する目的で上記の行為を行うことは大学，病院，企業などにおける内部的な利用であっても，私的使用には該当せず，違法です．また，私的使用のためであっても，代行業者等の第三者に依頼して上記の行為を行うことは違法となります．
・**JCOPY**〈(社) 出版者著作権管理機構 委託出版物〉
本書の無断複写は著作権法上での例外を除き禁じられています．複写される場合は，そのつど事前に，(社) 出版者著作権管理機構（電話 03-3513-6969，FAX03-3513-6979, e-mail：info@jcopy.or.jp）の許諾を得てください．